なぜサーファーにハゲはいないのか

塩シャンプーで髪が増えた!

渡辺 新

Shin Watanabe

監修・白金ビューティフルエイジングクリニック 山口麻子

体験者の声を写真で公開！

塩シャンの強力な育毛力を体験した人たちの証言を、実際の写真でご紹介！

渡辺 新（著者・1973年生まれ）

薄毛に悩んで30年。塩シャンが、その長年の悩みを解決してくれました。悩んでいる皆さんもぜひお試しを！（体験記はp.46～）

2015年2月

もうだめだと絶望を深めていた頃です。

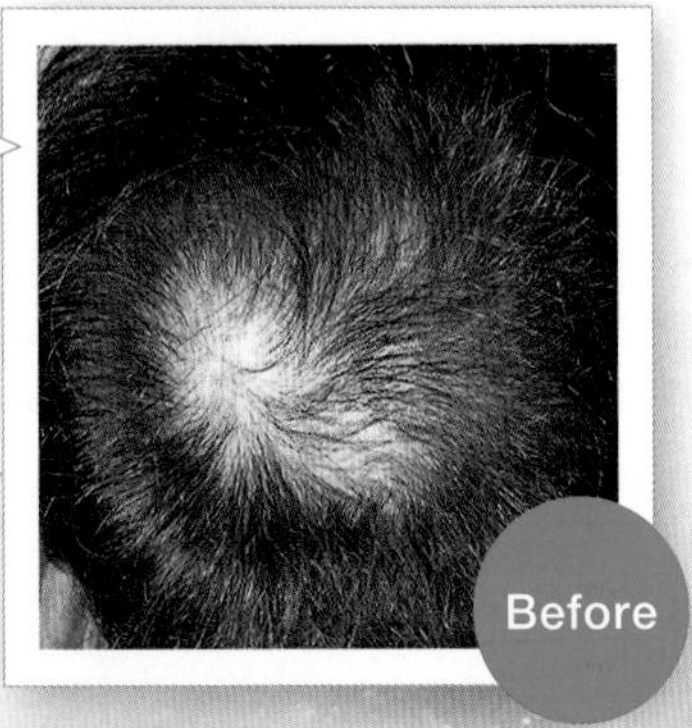

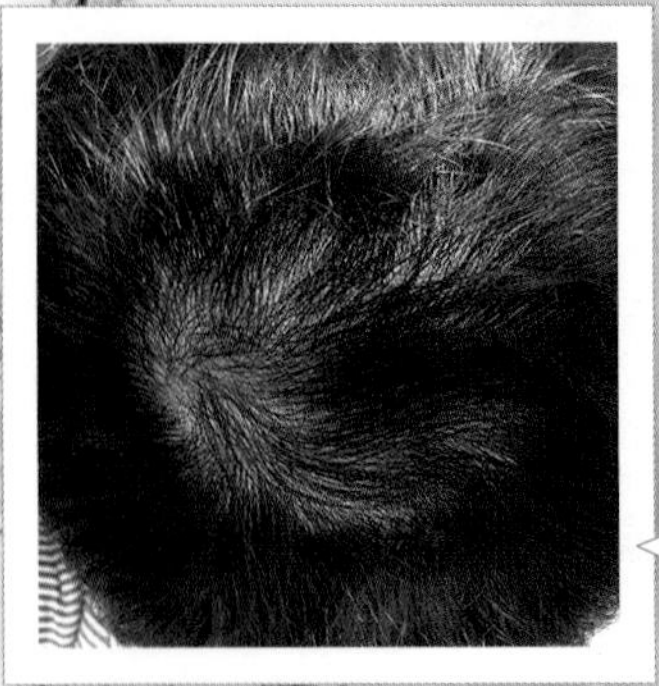

2015年6月

塩シャン２ヶ月目。効果が見え始めました。

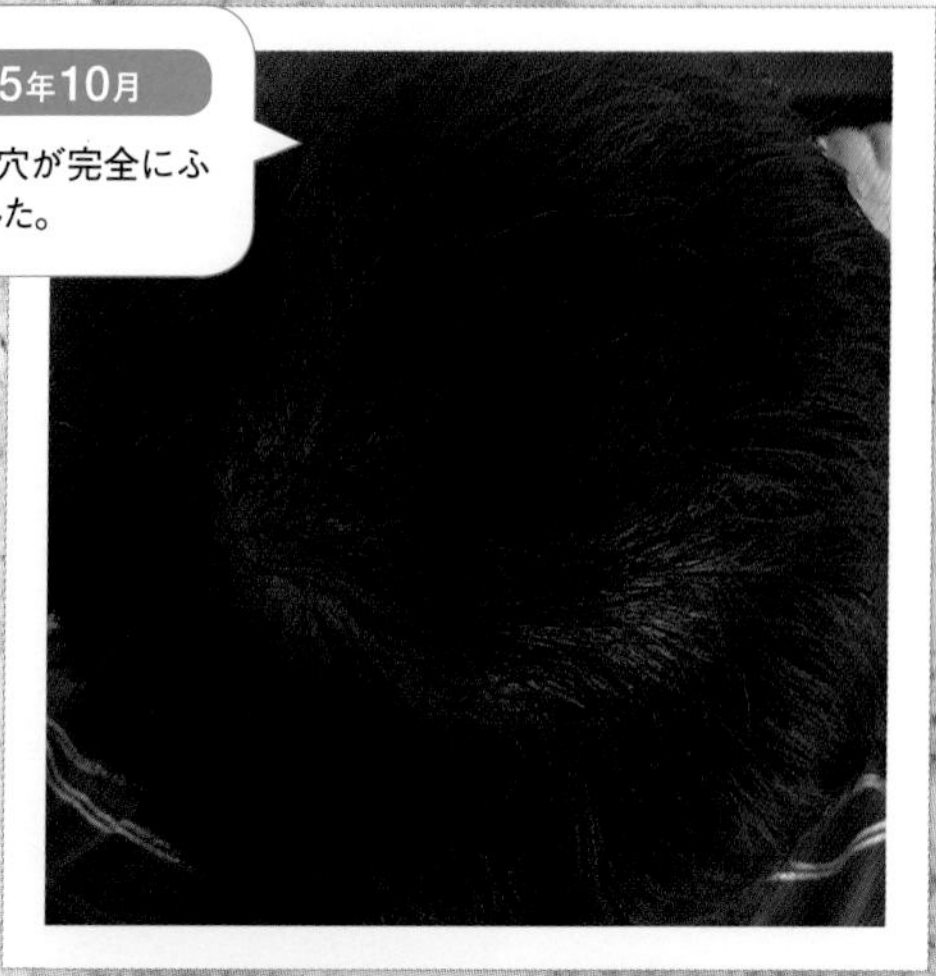

2015年10月

頭頂部の穴が完全にふさがりました。

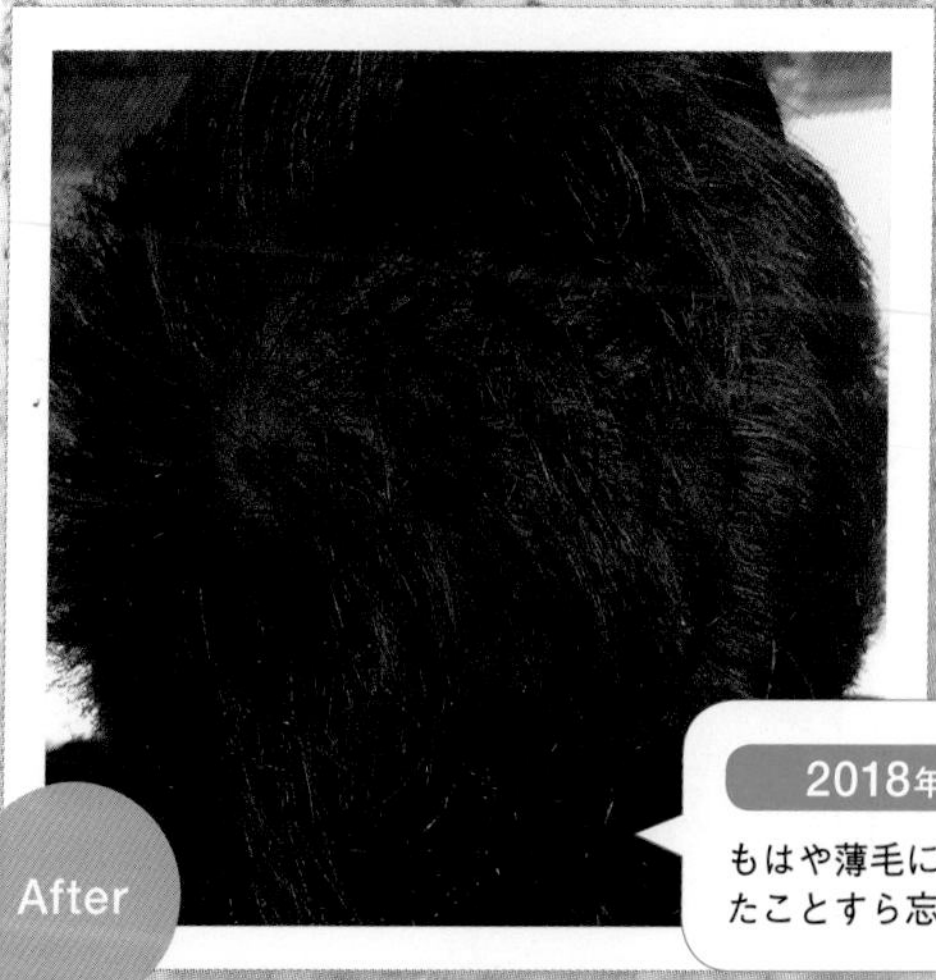

After

2018年5月

もはや薄毛に悩んでいたことすら忘れます。

佐藤亮治さん（1979年生まれ）

塩シャン効果に驚かされています。鏡で頭頂部を見るのが楽しい日々が来るとは思いませんでした。（体験記はp.146～）

2017年3月

頭にお皿が生まれつつありました。心配でした。

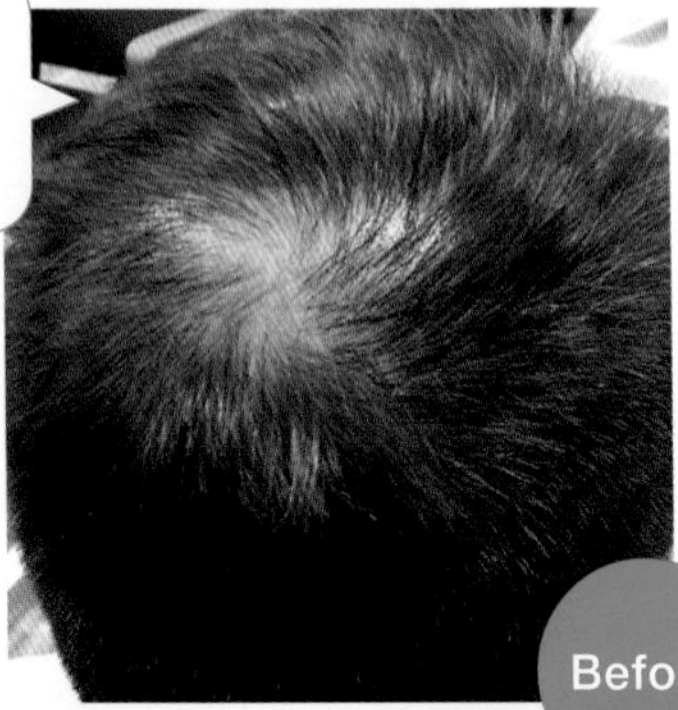

Before

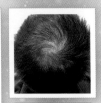

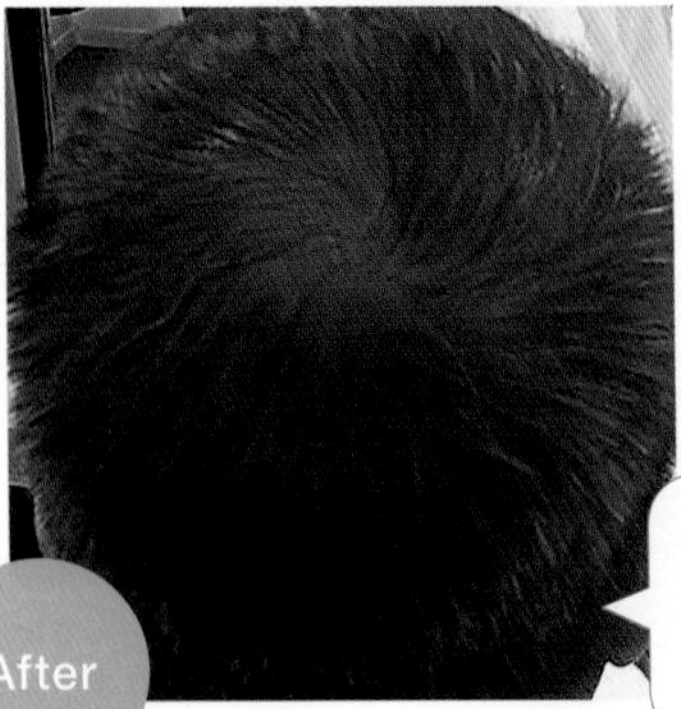

After

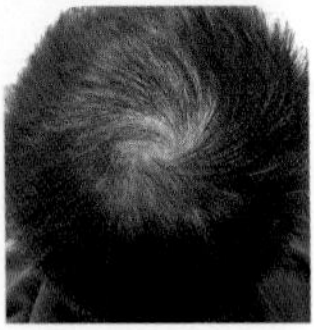

2017年6月

2018年3月

すっかり安定しました。
塩シャン継続！

斉藤かなえさん（1983年生まれ）

頭頂部の地肌が見えるようになってしまいましたが、塩シャンを始めて半年ほどですっかり復調しました。

2017年10月

髪の薄さに気づき、悩まされていた頃です。

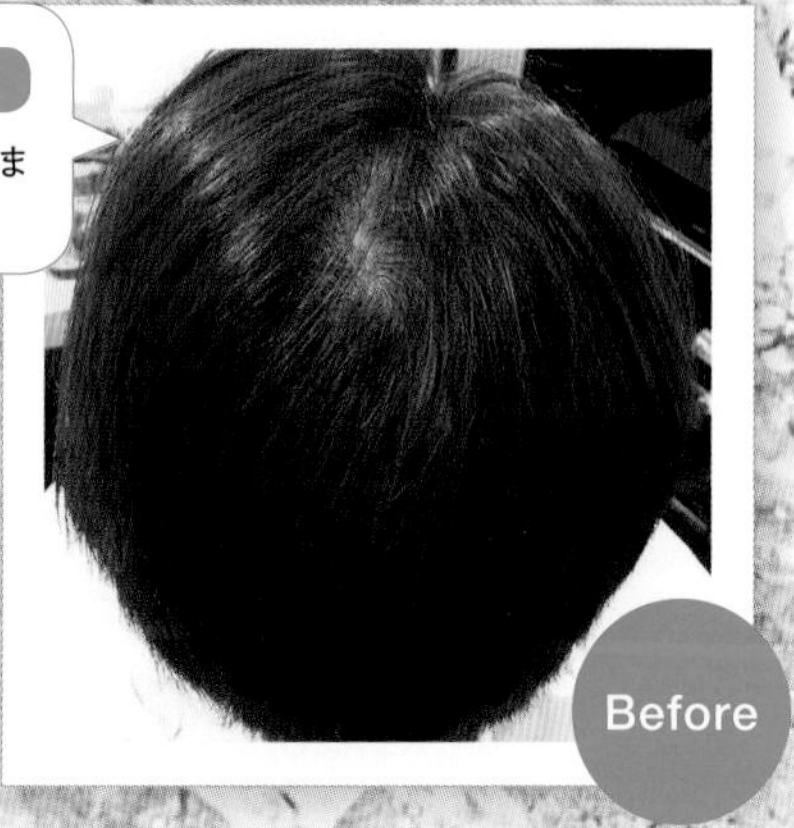

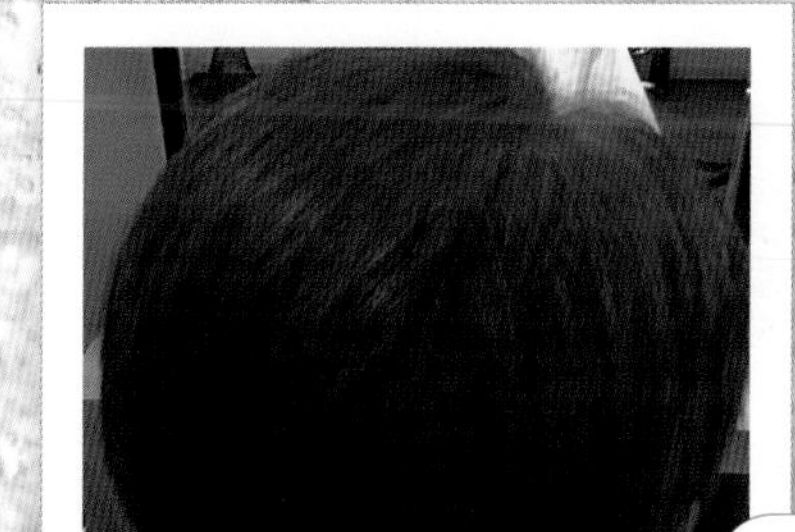

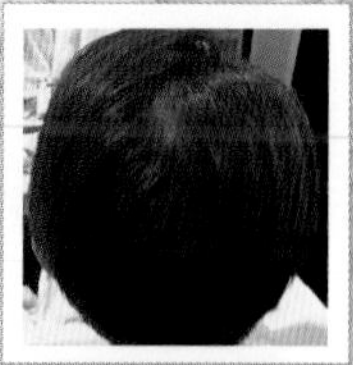

2018年1月

2018年7月

薄毛の部分を埋めるように髪が増えました。

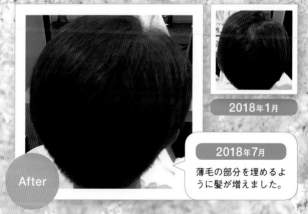

天野房江さん（1981年生まれ）

塩シャンで髪がみるみるうちに戻って驚かされました。もう普通の合成洗剤シャンプーには戻れません。（体験記はp.152〜）

2020年10月

写真を見て、分け目の状態にびっくりしました。

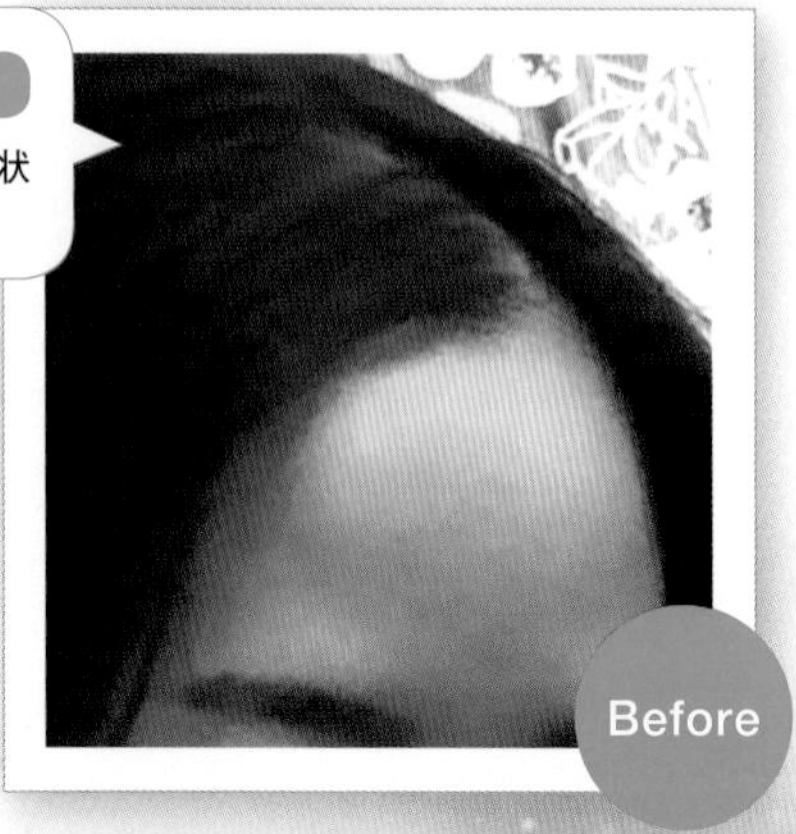

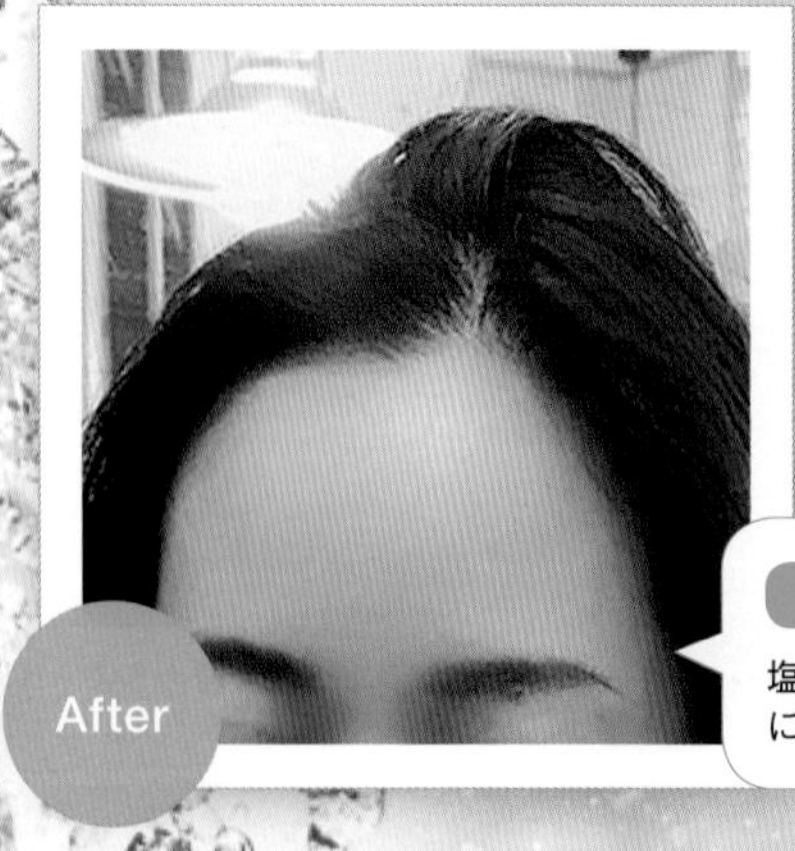

2021年3月

塩シャン後はその効果にびっくりです。

ソウヘイくん（1999年生まれ）

20歳にして薄毛が始まり困り果てていましたが、塩シャンに救われました。就職活動がんばります。（体験記はp.156～）

2020年10月

抜け毛が進み、朝は髪がペタペタしていました。

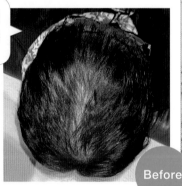

Before

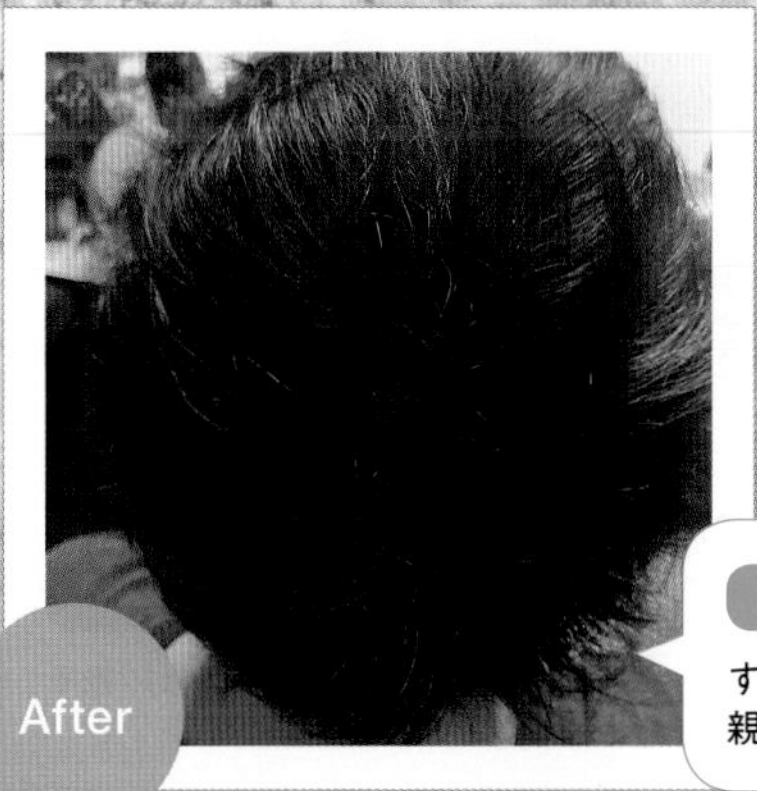

After

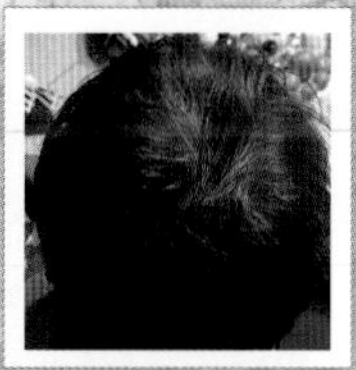

2020年11月

2021年1月

すっかり髪が戻り、両親も安心しています。

横川浩之さん（1961年生まれ）

分け目から地肌が見えていたのですが、塩シャンですっかり髪が戻り、頭皮そのものの調子も落ち着きました。**（体験記はp.160～）**

2017年3月

分け目があぜ道のようで、齢を感じさせます。

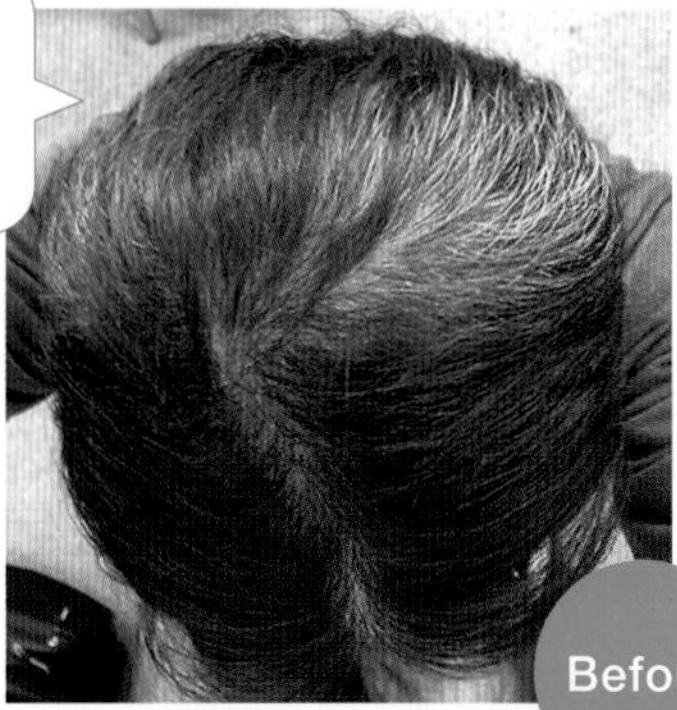

Before

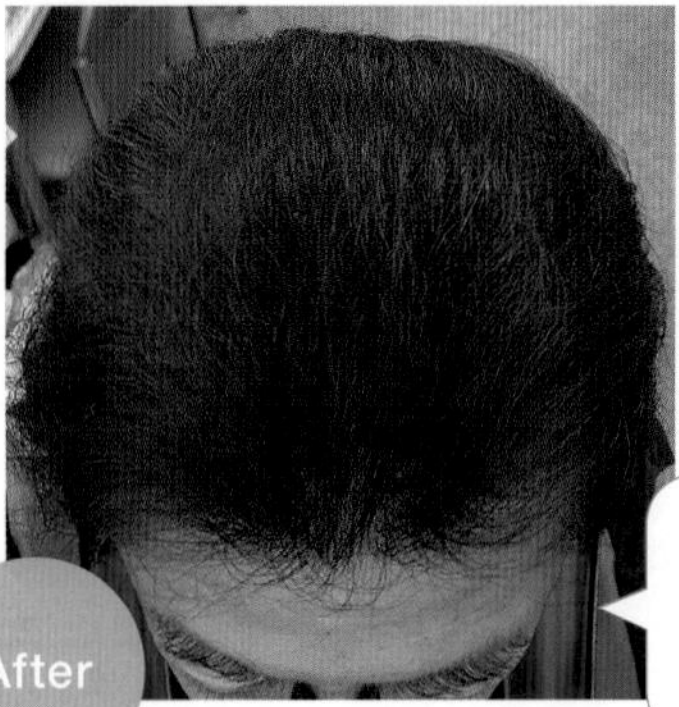

After

2021年3月

本当に若返った印象です。嬉しいです！

甦る髪の法則―塩シャン5ヶ条

1. 合成洗剤シャンプーは薄毛の敵！

2. 塩シャンプー、髪が甦るまで数ヶ月

3. お肌を傷つけないようやさしく丁寧にマッサージ

4. ハードルは最初の1ヶ月―フケ、ベタつき、かゆみはブラッシングで緩和

5. 香りはローズウォーターなど切れ毛やパサつきにはクエン酸

はじめに――ハゲは不治の病ではない！

なぜサーファーにハゲはいないのか？
これが私の長い間の疑問でした。
そしてついにこの問題にひとつの答えを見つけました。
全力で、薄毛に悩む多くの人々にこのことをお伝えしたいと思っています。

18歳のときから私は髪の薄さに悩まされてきました。
どれだけ髪について悩まされたことか、髪について苦しんだことのない方々には、
正直、想像もつかないことと思います。
父親は、私がものごころついたときからすでに髪が薄くなってしまっていました。
率直に言って、ハゲです。

私は子どもの頃から、父親のような頭にだけはなりたくない、あんな大人にはなら

ないと強く念じていました。

思春期には、誰もがちょっとしたことにでも神経質になります。恋愛も友人関係のあれこれも、いろいろなことに気づき始める10代のあの頃。当時の自分にとって、自分の髪の毛が抜けて父のようになることは、本当に想像するだけで身の毛もよだつことでした。

想像しすぎてそれ自体がストレスになってしまったのかもしれません。高校3年生のときには、早くも、私の額はすでに少しずつ後退を始めてしまったのです。

本当に人生はこれからというときです。

かっこいい大人になりたい。

女の子とデートもしたい。

夢に胸を膨らませるときだったはずです。

それなのに私の頭には徐々に剃り込みが入り、頭頂部には徐々にお皿が生まれ、シャンプーのたびにお風呂の排水口には抜け毛が溜まっていきました。神は私を見捨てたのか？

私は、一日に何度も何度も鏡を見ては生え際を確認したものです。しかし、ちょうど自分だけが気づくくらいのスピードで、徐々におでこが上がってくる。お皿も大きくなってくる。

なんとも言えない、情けないような不安な気持ちは毎日晴れることがありません。

どうしてこんなに髪の毛が抜けるんだ？


当時は薄毛は遺伝性と言われていました（もちろん今も、遺伝によるホルモンバランスなどの影響がないとは言えないと思います）。

遺伝ということは、治しようがない。

ハゲは不治の病なのか？

当時の私は父を恨みました。父の父である祖父を恨みました。自分にとっても父親にとっても不幸なことです。親戚の集まりは薄毛の集まりでした。なんてこった。私は親族の行事があるたびに自分の将来が見えてしまうようで、どうしようもない無力感に襲われるのでした。これが本当の同族嫌悪です。

頭に髪の毛さえ生えていれば、父親や親族を恨まずに済んだのに！

髪と頭のことに悩み続けていた私は、ヘアスタイリストの道に進むことになりました。

さまざまな工夫でちょっとでも自分の薄毛を目立たないようにできればと思いつつ、また、いつかは薄くなった髪の毛をリカバリーする方法が見つかるのではないかと一縷の望みを繋いだからでもあります。

その後、長い時間が経ちました。

ヘアスタイリストとして、多くの方々の髪の毛と向かい合いました。

もちろん楽しいこともたくさんありました。

さまざまな経験をさせていただきました。

そして髪の薄さに悩んでいる人がたくさんいることを知りました。本当にたくさんです。

髪の悩みはひとりひとりが違い、それぞれ深刻です。

薄毛は男性女性を問いません。

皆さん、いろいろな努力や試行錯誤を行っておられるようです。

一般的な育毛剤はもちろん、シャンプーを何種類も選んでみたり、薬品を試したり、食事療法、マッサージ、などなど。ついには植毛手術や、ウィッグの導入に踏み切った方々もいらっしゃいます。

さまざまな育毛法は、もちろんすべて効果がゼロというわけではないようです。しかし、継続はなかなか大変です。

数多くのお客様の髪に触り、いろいろな悩みを伺う中で、ひとつ、気づいたことがありました。

「サーフィンをやっている人にはハゲがいない」という事実です。

サーファーの中には、紫外線による日焼けで髪がパサパサになっている人はかなりいらっしゃいます。でも、薄毛の人は、本当に少ないのです。お年を召されても長髪の方も多数いらっしゃいました。

どうしてあんなに髪が元気なんだろう？　この疑問はずっと私の中に残り続け、頭から離れることがありませんでした。

なぜサーファーにハゲはいないのか――この疑問を出発点に、私は、お客様方とともに、また、信頼できる友人たちとともに、これまでに開発されたすべての増毛・育毛法を踏まえつつ、「塩」をベースにした増毛法を研究しました。

サーファーは海に入ります。海は当然ながら、海水に満ちています。海水は、また当然ながら、海塩で満ちています。

あまりにも単純すぎる連想だったのですが、そもそも海はすべての命の源です。身体の不調を海に入って治す、海浴療法というものもあるくらいです。

海水の塩濃度・ミネラルは、最も体液・血液に近い物質のひとつであるはず。

私は塩、海塩、天然塩と髪や身体の研究に没頭し、ひとつの結論に達しました。

「塩」は髪を元気にする。

そして私自身が、塩シャンプーで、髪を増やすことに成功しました。
塩シャンプー？
そうです、あの、どこにでもあるような、普通の、「塩」です。
それをお伝えすると、皆さんがえっ？という驚きを示します。
塩で汚れは落ちるの？
塩で髪が傷まないの？
変なにおいが出たりしない？
塩は身体に悪くないの？
などなど。

確かに塩で髪を洗うことはまだ一般的なものとは言えません。
しかし私は、今後、塩シャンプーが爆発的に流行するのではないかと考えています。
なぜって、髪が元気であるほうが、誰にとっても好ましいことのはずだからです。

さて、問題は、「塩」です。

どうして塩で髪を洗うと髪が増えるのか？

もっともな疑問です。

でも、増えるのです。

その凄まじいまでの〝増毛力〟は、ぜひ巻頭のカラーページをご覧いただければと思います。

長年の研究と実験を繰り返し、そして成果を目の当たりにした今の私たちには、塩シャンプーは、確実に髪の毛にとってプラスの効能を与えてくれるものだという確信があります。

塩シャンプーで髪を増やすというのはどういうことなのか？

いったいどうすれば髪が増えるのか？

いったいどんな塩がいいのか？

この本では、塩シャンプーによって、どのように髪が増えたのかを説明するとともに、どうして髪が増えるのかを考え、さらに、私たちの行き着いた塩シャンプー法をすべて公開したいと考えています。

この本は、そのことを皆さんにお伝えする書物です。

私たちは皆さんの髪の毛を増やしたい!!

この感動を伝えたい!!

皆さんの頭皮と心身の健康を何よりも祈ります。

また、コロナ禍でリモートワークが拡がっている今こそ、この新たな育毛法を試すチャンスかもしれないと考えています。

髪を増やしたい人は絶対にこの本を読んでください。

塩シャンドットコム代表
渡辺 新

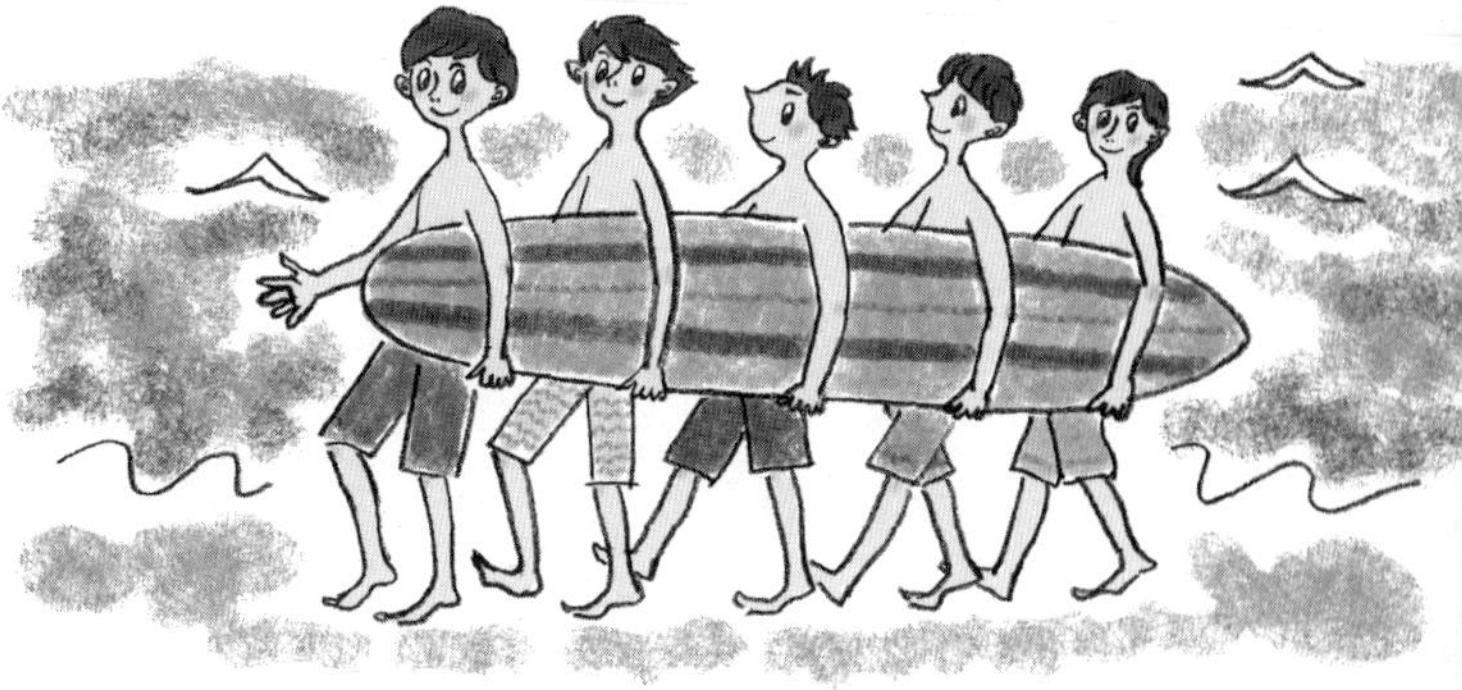

目次

第2章 塩は最高の天然シャンプー～塩の育毛力とは～

第3章　髪を育てるための実践・塩シャン教室 ……101

第4章

塩シャンの気になる疑問に答えます

第5章 塩シャン体験記

第1章

「塩」の持つ驚くべきパワー

髪にはすべての情報が詰まっている

塩について考える前に、まずは一度、「髪」について考えてみたいと思います。

髪って、いったいなんでしょう？

そして、どうして私たちは、髪について悩んだりするのでしょう？

髪は、セラミドやケラチンといったタンパク質でできています。

通常の成人で約10万本生えていると言われ、毎日0・3ミリから0・5ミリほど成長するとされています。

そして、健康な抜け毛が1日に約100本程度はあるとのこと。

髪は、なによりも、その人自身を表すものです。

ヘアスタイリストとしていつも実感するのは、髪を見ればその人がだいたいわかるということです。

健康状態や年齢はもちろんのことです。性格や生活習慣も、食べ物も、もちろんセンスも……。

いろいろな情報が髪には詰まっています。

だからこそ、私たちは髪にいろいろと神経を使います。

髪の長さやカットの仕方、ウェーヴや巻き方といったヘアスタイルの基本はもちろん、髪の色、ツヤ、香りに至るまで、こだわりのポイントはいくらでもあります。高級なシャンプーやトリートメントも数え切れないほど売られていますし、さまざまな個性を売り物にしたヘアサロンや理容店もたくさん存在しています。

髪が私たちの生活の中で占める役割は、決して小さなものではありません。

髪はわれわれのアイデンティティに深く関わっているのです。

そしてそれゆえに髪の悩みもまた深い。

髪が思い通りにセッティングできないだけで一日なんとなく不愉快になる経験は誰もがお持ちなのではないでしょうか。

しかし、セットだけならなんとかなります。

抜け毛、薄毛の悩みはそのようなわけにはいきません。薄毛は、われわれのアイデンティティを（半ば強制的に）変えてしまうことが多々あります。

薄毛であってもかっこいい人はいます。それは事実です。

たとえ額が上がっていても、センス次第でおしゃれに見せることは可能です。

でも、**髪の薄さに悩んでいる人が本当に多いこともまた事実**なのです。

そしてもしかすると、本当に深刻に悩んでおられる方が多いのは女性のほうかもしれません。

薄毛でなにが困るのか？

前にも書いた通り、私自身も若い頃から薄毛に悩まされてきました。

18歳で額の後退が始まり、徐々につむじの部分の髪が薄くなってきたのです。

あれからかなりの時間が経ちましたが、それでも、薄毛が始まっていることに気づいたときのなんとも言えない不安感はよく思い出すことができます。

髪の毛には、自分の自信と直結している部分があります。

リーゼントという髪型は、イギリスのエドワード8世（プリンス・リージェント）が自らを偉く見せるために考案したヘアスタイルとも言われています。

髪をツンツンと立てることも、怒りとか自己主張の表現と言っていいでしょう。

人は自信があるとき、自らをアピールするときに髪を誇るのです。

髪が少なくなってしまうと、それができません。

そして髪は生命力の象徴でもあります。

髪が減ったように見えるときのあの不安は、われわれの深い部分に根ざしているように思われるのです。

もちろん現実的にも、ネガティヴな側面があることは否定できません。

そもそもハゲという言葉が良くない。少なくとも褒め言葉ではないでしょう。

私はできる限り薄毛という言葉を使っていますし、ヘアスタイルやファッションとの関係で、薄毛のイメージアップや、薄毛でもかっこいいスタイルの提案をしてきたつもりです。

実はヨーロッパでは、薄毛やスキンヘッドはセクシーというイメージがあるらしく、それゆえに人気のある俳優などもいるようです。

しかしながら、それでも今の日本では、薄毛＝かっこいいとまでは、なかなか価値観の転換はなされていないようです。

日々抜けていく髪の毛と、面積を拡げていく額と頭のお皿を見るたびに、まだ努力が足りないなとは思いつつ、髪の毛を増やしたいというのが本音ではありました。

育毛の努力

髪を増やすためには、涙ぐましいほどの努力をしてきました。

育毛剤は本当にいろいろなものを試しました。

思えばこの30年の間にも、さまざまな育毛剤が現れては消えていきました。目につくものはほとんど買って試したと思います。効果があるものも、効果が感じられないものもありました。

血行を良くするためのマッサージは基本です。ツボの勉強もしました。これは効果があったと思います。専用のブラシでずっと頭を叩いていたこともあります。

髪にいいとされる食べ物もほとんど試しました。わかめやひじきといった海藻類（体調は良くなると思いますが、本当に髪の毛に効果があるかどうかは微妙でした）、納豆（タンパク質です）、キムチ（唐辛子がいいそうです）、レバニラ炒め（ビタミン類とミネラル）などなど。

山に生えていて、身体にいいとされる薬草を煎じて頭に塗っていたこともあります。思えばいろいろなものを頭皮に毎日塗っていたものです。

しかしながら、そんな努力も虚しく、特に30代になると額はさらに面積を拡大し、頭頂部からも、徐々に、しっかりと、髪が少なくなり始めました。

恐怖に駆られた私は、いろいろ見直すことにしました。

まずは生活習慣です。

なるべく睡眠を増やし、ストレスを減らす努力を始めました。これはある程度の効果は見られたと思います。

ストレスを避けるために、仕事の方法や人間関係を変えてみたこともあります。しかしそれでも、決定的な対策にはならなかったと感じます。

結局抜け毛は止まらず、ついに、育毛を謳う薬品に頼るようになってしまいました。

これは間違いなく、一定の効果がありました。しかし、なぜか、それも徐々に、効き目が薄くなってくるのです。

もちろんそれは私の体質にもよるのかもしれませんが、毛を生やす力には限界があるのかな、と、半ば諦めのような気持ちになったことは事実です。

40代を目前にしながら、私の姿は、誰が見ても額と頭頂部から髪が少なくなったおじさんです。

もう、致し方がないのかな。

私の研究対象は、髪が薄くてもダメージの少ないヘアスタイルや、一気に逆転を狙うおしゃれヘアウィッグへと移りつつありました。

突然に襲ってきた体調不良

そんなときです。

髪の毛とはまったく別に、体調不良に襲われるようになりました。

慢性的に身体がだるくなり、疲労感・倦怠感が取れません。強い眠気が突然に襲ってくるかと思えば、夜はまったく眠れないこともあります。それほど食べたりお酒を飲んだわけでもないのに、身体と顔がどんどんむくんでいきます。たった数ヶ月で、身体はまるで別人のように太くなってしまいました。

また、身体中に細かい穴が開いたような感覚が出て、以前よりも寒気を強く感じることが増えました。今年の冬はやけに寒いな、こんなに東京って寒かったっけ？と思ったものです。そして日常的に風邪をひくようになりました。おなかを壊すことも増えました。

なによりも困ったのは、頭がずっとのぼせたような感じになり、記憶力と集中力が著しく低下したことでした。

それまでの私は、自分で言うのもなんですが、仕事は速く、記憶力には自信がありました。それが突然、微熱が取れないような、頭がずっと奇妙にぼやけた感じになってしまったのです。

たとえば打ち合わせや会合の途中でも、たった1分前に紹介を受けた名前を覚えていられなくなる。本当に困りました。

体力の低下も著しく、仕事にも支障が出るようになっていきました。

そして、やはり、もともと薄かった髪も、驚くほどの勢いで抜け毛が増えていくのです。本当に恐怖を覚えました。

これはどう考えてもおかしい。

私は病院に行き、血液検査を行いました。

以前に比べて多少の数値の変化はありましたが、加齢を考えれば、特に異常な部分は見あたりません。もちろん病名が出ることもありません。

複数の病院で検査を行いましたが、少なくともデータ的におかしいところは見つからない。医師の診断は、加齢やストレスによるものではないか、ということでした。

確かに、いわゆる厄年と言われる歳ではありました。

しかし、それでは解決にはまったくなりません。

抜け毛も止まりません。

このままゆけばどうなってしまうのだろう。

私だけではありません。私には家族があります。

将来のことを考えると、増大するストレスで、髪の毛にもさらなる悪影響が出てしまいそうでした。

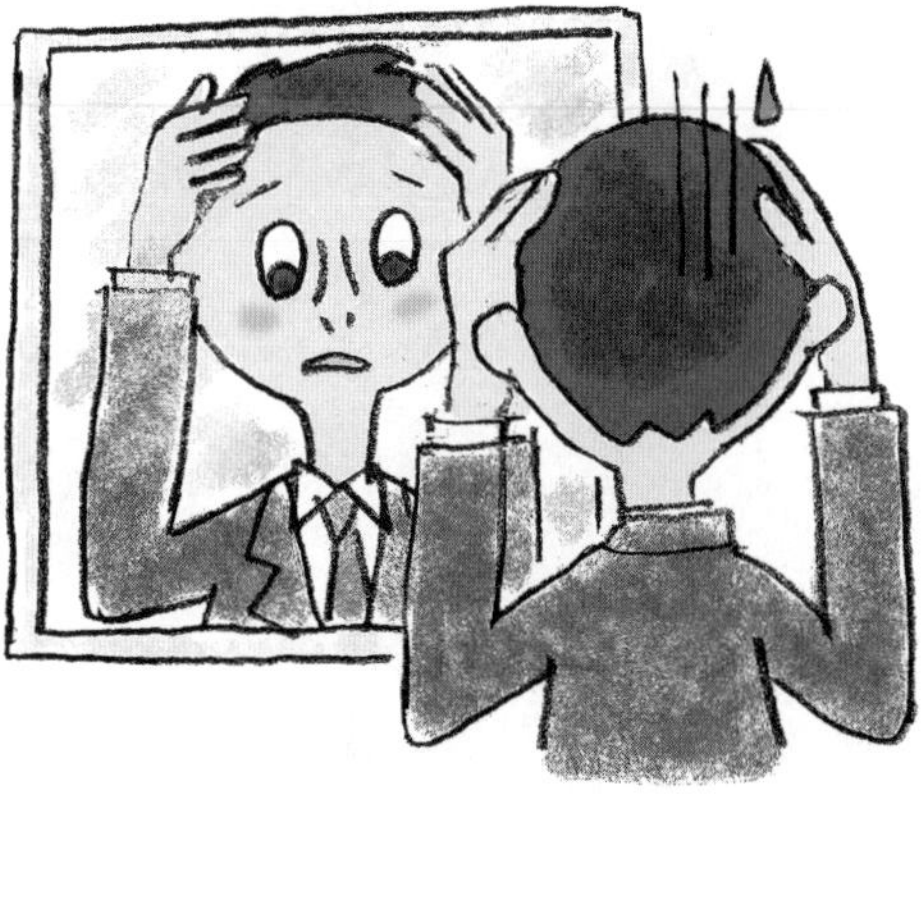

「塩浴」との出会い

その時期の私の髪の毛の調子は本当に最悪でした。

髪が全体的にしんなりと弱くなり、髪一本一本も細くなってしまいました。

髪の根元が少し浮いたようになり、毛根から髪がしっかり生えている感じがまるでありません。

髪の毛そのものもほっそりして、根元が毛穴からかろうじて繋がっているような感じです。髪の毛そのものが頭皮から浮き始めているような感じと言えば伝わりますでしょうか。

皮脂が出ているんだなと思い、私はシャンプーを念入りにするようになりました。しかし、何度シャンプーを繰り返しても改善することがありません。

洗った直後には確かにさっぱりするのですが、すぐに頭皮の皮脂の分泌が増え、夜に洗髪しても朝には脂っぽくなってしまいます。

困った私は朝にもシャンプーをするようになりました。しかし、これが堂々巡りなのです。夕方には不快になって、すぐにも髪を洗いたくなってしまう。

これはいったいどうしたことか。体調もさることながら、髪の毛、頭皮の状態も、まったく改善の気配が見られませんでした。

頭の先から全身で困り果てていた頃、ある友人が教えてくれたのが**「塩浴」の存在**です。

それは非常に単純なものに聞こえました。

まず、ある種の天然の塩を選ぶ。

その塩を、お湯を使いながら直接身体に塗り込む。

もしくは塩をお湯に溶かし、全身に塗る。

風呂釜が追い焚き式のときにはできないのですが（塩がお釜を傷めるため）、お風呂のお湯に塩を入れて入浴する。

とても簡単です。

バスソルトの存在は耳にしたことがありました。

本当にそんな単純なことが身体にいいのだろうか？

正直に言って、一種の、オカルトとまでは言いませんが、気持ちが変わるくらいのものかな、程度の認識だったことは事実です。だって、ただの「塩」です。きっと、これを読む皆さんも同様の認識なのではないかと想像します。

しかし当時の私は身体と髪に効くことならなんでも試したかった。

軽く疑問に思いながらも、藁にもすがる気持ちで塩浴を始めてみました。

ところが結果は……あれれ、と思う間に、徐々に、体調は明らかに快方に向かっていきました。

本当に驚かされました。

その体調の回復が完全に塩浴だけによるものかどうかは微妙なところです。

当時は本当に困り果てていたので、さまざまなサプリメントを服用し始めていました。食事も替え、飲料水も替え、健康のための日常意識が大きく変わりつつありました。お風呂に長く入るようにしたことも良かったのかもしれません。

どれが「効いた」のか、明確なことを言うことはできません。

しかしながら、**塩浴から上がった後の、肌がすべすべになり、湯冷めしなくなり、身体の表面がさっと軽くなるような感覚。塩で身体を洗った後のみずみずしい感覚。これは確実に塩のせいで、本当に気分が良くなるものでした。**

そして……これは確実に塩の効果に違いないと思われることが、私の身体に起きていたのです。

思わぬ副作用

ちょっとお恥ずかしい話なのですが、**体調の回復とともに、全身の体毛が、少しずつ濃くなってきた**のです。

塩浴を始める以前、私の腕や脚にはほとんど毛がなくなっていました。高校生のときにはありました。しかしその後、髪の毛が薄くなるにつれて、全身の体毛も薄くなっていきました。

髪がなくなると、身体の毛もなくなるのか？

髪が薄くなることは、身体全体の毛を生やそうとする力そのものが失われることなのかな、と想像していたものです。

とはいえ、髪の毛はないと困りますが、体毛のほうはなくなっても実はそれほど困りません。そのため、体毛が減ったことについてはあまり気にはしていませんでした。

それなのに。

塩を身体に塗り、塩浴をするようになってから、腕や脚、手を中心に体毛が少しずつ増えてきたのです。毛が濃くなった、というよりも、以前にあった毛がしっかりと強く、太くなってきた感じです。

これはいったいどうしたことだろう？

どうしてだろう？

私は自らの身体の変化に驚かされながら、自分の髪の毛のことを、少しずつ考え始めていました。

もしかしたら、塩が体毛の発達を助けているのではないか？

ということは、塩は、髪の毛にもいいのではないだろうか？

なぜサーファーにハゲはいないのか？

冒頭にも書きましたが、若い頃から、いつも不思議に思っていたことがありました。**サーフィンをしている友人たちには、髪が薄い人がまったく見あたらない**のです。

いったいなぜなのでしょう？　紫外線の強い太陽光のもとで海に入ることは、そんなにも髪

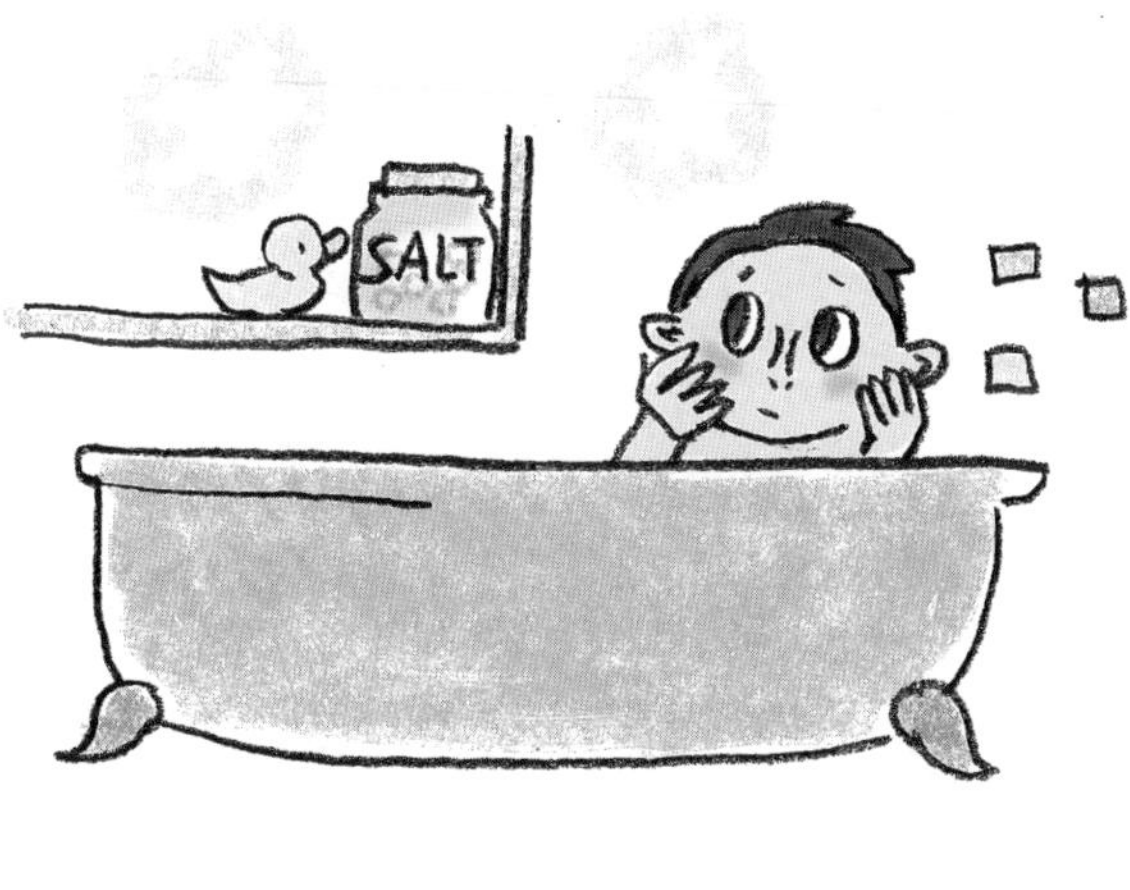

に効果があるのでしょうか？

しかし、強い紫外線を受けることが髪に悪いことはほぼ常識になっています。

実際、髪は高熱や紫外線によって「髪やけど」をすることがあります。サーフィンをする人たちの中には髪の毛の色が抜けて少し赤くなっている人を見ることがあります。パサついている人もいる気がします。これは紫外線の影響と言っていいでしょう。

しかしそれなのに、サーファーにはやはり髪が薄い人はいない……。

海水、つまり天然の塩分は、もしかすると、髪にとてもいいものなのではないか？

実は、このことが、塩シャンが髪にいいことを確認するきっかけになりました。

海水によるスキンケアが流行しています。主に清浄な海水に浸かることによって、肌の炎症が改善するというものです。

アトピー性皮膚炎に海塩を使うことは古くから多く行われているようです。

脂漏性皮膚炎に海水が効くという話も多々あります。この脂漏性皮膚炎は抜け毛の原因にもなるものです。これらの効果は海水に含まれる天然の塩分によるものと言われています。

また、美容界では海水の持つミネラル成分に注目が集まっています。特に豊富なミネラル成分を持つ海洋深層水が使われた化粧水などが数多く販売されています。

海水や海泥、海藻に身体を浸すタラソテラピー（海洋療法）やタラソトリートメントは、特にヨーロッパで長い歴史があります。世界中に、タラソテラピーを看板にしたホテルや療養施設が多数作られていますし、最近では日本国内でもそのような施設が増えてきました。

日本でも、身を清めるために海水を浴びることが潮垢離《しおごり》と言われており、神事とされている場所もあります。

少なくとも、海水の持つ塩分や多様なミネラル成分が髪や肌に悪いということはないと言ってよさそうです。

もしかすると、**サーファーは、海水の持つ力を知らずに享受してきたのではないか？**

私は、塩浴によって増えた体毛とサーフィンをする友人たちのしぶとすぎる髪の毛を見て、おそるおそる、**髪にも塩を塗り始めることにした**のです。

塩シャン開始

私は髪の毛も塩浴させることにしました。

さて、いったいどのような方法がいいでしょう。

私は、手にお湯を取って塩を溶かし、頭皮にやさしく、すり込むように洗うことから始めました。

髪自体は、お湯を少しかけて、塩水（湯）で手ぐしをかけるような感じで洗います。

すると、どうでしょう。

まず、頭皮から、かなりヌルヌルした皮脂がどんどん出てくるではありませんか。手がペタペタしてきます。

お恥ずかしい話ですが、少し、独特のにおいもありました。

実は身体を塩で洗ったときにも同じように皮脂が出て、身体中がヌルヌルしてにおいが出ました。

そのため、頭も同様だろうとは予測していたのですが、その量が違います。

こんなにも私の頭は脂ぎっていたのか。

率直に言って、ちょっとショックを受けるくらいのものでした。

たじろいだ私は、通常のシャンプーを使ってヌルヌルをすべて洗い流してしまおうかとも一瞬思いました。しかしここは我慢のときなのかもしれない。塩浴後の爽快感、肌を塩で洗った後の独特のみずみずしさを思い出し、シャンプーの誘惑に負けず、お湯のみで洗い流しました。

ヌルヌルは一度ではなかなか流しきれません。二度、三度とお湯を流すことで、ようやく皮脂が不快ではない程度に洗い流され、普通の感覚が戻ってきました。

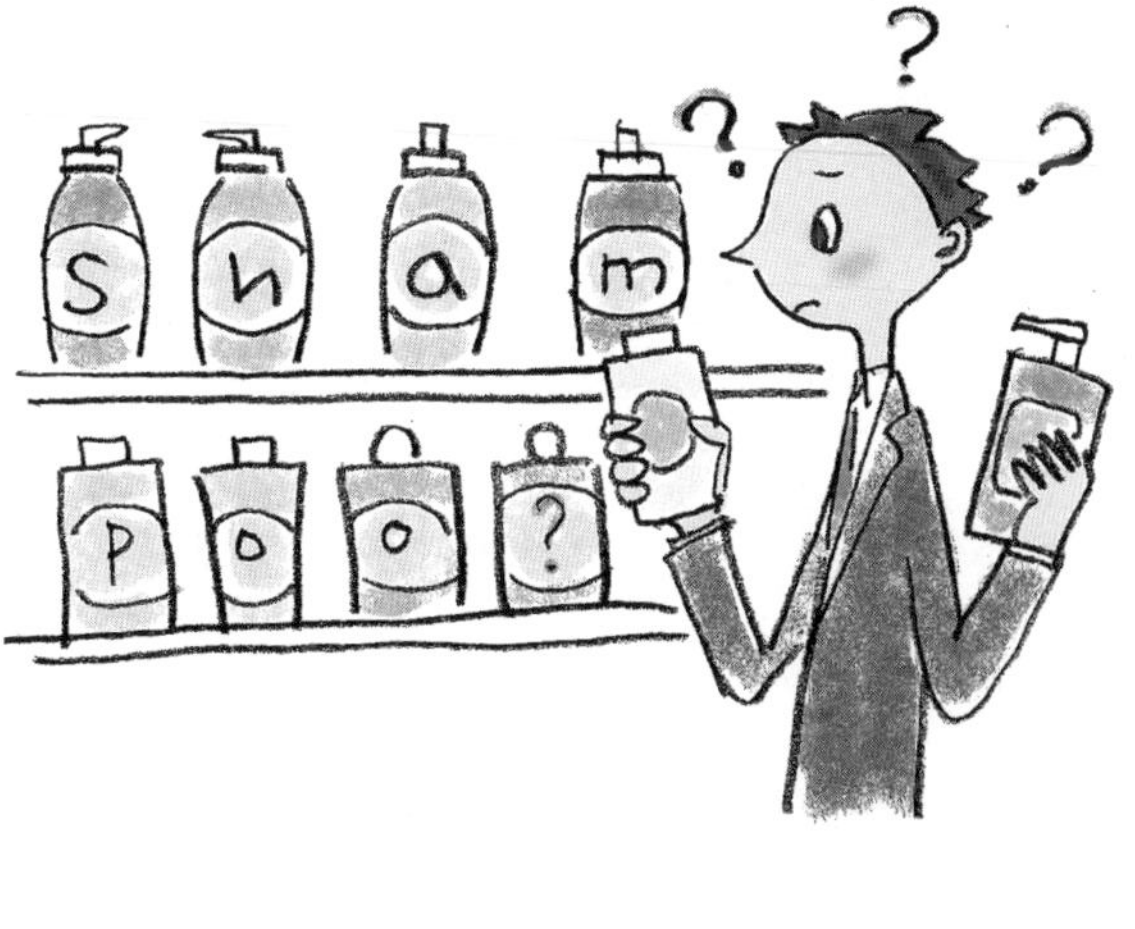

さて、お風呂から上がってみると……これが頭全体がすっきりしたような感じです。当然、塩浴をしたときの身体の感覚に近いのですが、髪の毛は太くて毛穴が多いからなのか、頭全体がとても風通しが良くなったようなさっぱり感がありました。頭皮全体、毛穴が呼吸し始めているような感じです。とても驚かされました。

なるほどこういう感じになるものなのか。塩で髪を洗うのは気持ちがいいものだな。

しかし一方で、不安があったことも事実です。

翌日、変なにおいが出たらどうしようか？

髪の毛の汚れが落ちず、仕事中に髪が汚れていると言われたらどうしよう。フケが出たらどうしよう。私はお風呂で出てきた大量の皮脂を思い出しました。

これらが少し心配だったのですが、結論から言うと、すべて杞憂に終わりました。

逆に、**驚くべき変化が私の髪の毛に起こっていた**のです。

まず、**髪の毛にコシが出てきた。**

髪の根元の立ち方が強くなった。

髪を塩で洗うようになって、本当にわずか数日だったと思います。

髪を触ったときの指先や手先、手のひらの感覚に違いを感じました。手先に、髪が存在感を主張するようになったのです。

シャンプーもトリートメントも使っていないぶん、髪が単に硬くなっただけかな？とも思いました。

まさかこんなにすぐに効果が出るだろうとは、さすがの私も思っていません。しかし、どう触ってみても、髪が以前よりもしっかりしているのです。しかも**髪がきちんと頭皮に張り付いている**ように見える。感覚的にも、頭皮と髪が固く結びついているような感じがあります。

ここ20年ほど、こんな感覚を味わったことはありませんでした。なんだろう、この感じは？

塩シャンの効果を細かく検証する

仕事中に、暇を見ては、鏡で自分の髪と頭皮を細かく見直してみました。

やはり、髪のボリュームが増している（ように見えます）。

さすがに髪の毛の数そのものが増えてはいないようですが、髪の毛にコシが出て、髪の毛一本一本の存在感が増しているので、髪が一気に増えたように見えます。

髪の毛の数は増えていなくとも、このことだけで髪のボリューム感はかなり変わります。

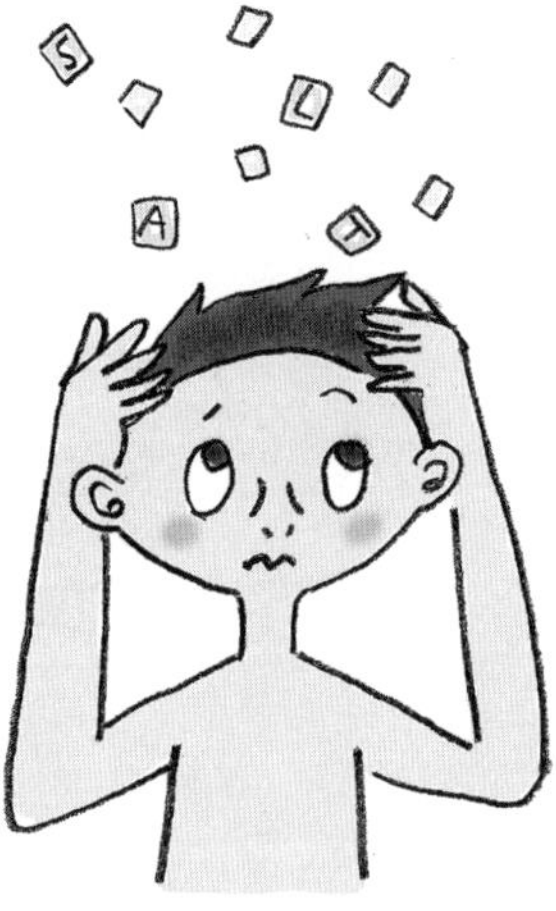

次に、頭皮と毛穴を細かく見てみます。

やはり、髪の毛が毛穴から、以前よりもしっかりと生えている（＝根を下ろしている）ように見えます。毛穴が締まり、髪の毛を毛穴がしっかりと捕まえて離さないようにしている感じと言えばおわかりになりますでしょうか？

髪の毛を引っ張っても、簡単にはその髪が抜けないような感覚がありました。

そしてそのぶん、髪が立つようになりました。

以前はもっと弱々しく、髪の毛がペタンと寝てしまうような感じだったのですが、毛穴が髪をしっかりと立たせるようになりました。立毛筋が甦ったような感じです。結果的に、少し長い髪の毛も、根元が立つぶん、立ち上がりの角度が変わり、元気に見えるようになります。

髪自体が強くなり、さらに、力強く立つ。

髪の強さ、コシというものが、どれだけ髪の印象に大きな影響を与えるかを痛感させられました。

実際の毛の数もさることながら、**髪の勢いのようなものが、その人の髪の印象に、とても大きな影響を与える**のです。

このとき、塩シャンは本当に「効く」のかも、と私は思い始めました。

塩シャン1ヶ月、最大のピンチ

塩の効果を感じ始め、塩シャンを続けて1ヶ月が経った頃のことでした。
髪の毛に十分にコシが出て、髪も根元からハッキリと立つようになりました。
額の生え際には、まだ毛とも言えない細かい産毛が出てきたかな？という感覚がありました。

薄毛に悩んだことがある方にはご理解いただけると思いますが、本当に、これがどれだけ嬉しかったことか。とても短い、細い毛が生え際に出てきているのが見えるだけで、命が明日に繋がるような安堵感を覚えるものなのです。

そして髪と頭皮がしっかりくっついた感じになり、抜け毛が減り、毎日、しっかりしてきた髪の感触を指先と手先で確かめながら、塩シャンの効果に希望を感じていたところでした。このままいけば、少なくとも現状維持はできるのではないか。もしかしたら本当に生え際と頭頂部の髪の毛が復活するのではないか――。

しかし、少しだけ困ったことが起き始めました。

以前よりもフケが目立つようになったのです。

そして、ときに、かゆみが出ることもありました。

これはどういうことなのでしょう。

やっぱり塩シャンだけじゃだめなのか？　私は少し心配になりました。


フケは、頭皮の新陳代謝によってはがれた、頭皮の古い角質です。

頭のかゆみは、頭皮上の異物による刺激や炎症が原因になることが多いようです。

つまりフケが出ることによって、それが頭皮に残り、かゆみの原因になることも多々あります。


その頃、自分の頭皮と毛穴を観察してみると、脂っぽさが減り、赤みの強かった肌の色が白っぽくなってきていました。以前は少しテカり気味で、かすかにジュクジュクした感じがあった頭皮が、少し乾き気味になってきた印象です。炎症があるわけではありません。

私は、これまでの頭皮や髪の毛についての知識やさまざまな資料から、頭皮自体は健康になってきていると判断しました。

頭皮が健康になってきているのなら、どうしてフケやかゆみが出てしまっていたのか。

今から思えば、ここが塩で髪を洗い続ける中での最大のピンチでした。

そして、**この点こそが、これまで私が長年使用してきた合成洗剤シャンプーと塩シャンプーの一番大きな違いが出る部分**だったのです。

塩シャンプーの洗浄力と頭皮・皮脂の関係

塩の洗浄力は、その塩の種類・成分にもよりますが、一般的に言って、通常の合成洗剤シャンプーに含まれる合成界面活性剤ほど強烈なものではありません。第2章で詳しくお話ししますが、**汚れとともに毛穴の皮脂を根こそぎ溶かして洗い落としてし**

まうのが合成洗剤シャンプー、角質と皮脂を「適切に残す」のが塩シャンプーです。

そして、皮膚と毛根は、一定の皮脂の分泌を必要とします。


この頃の私の頭皮は、長年の合成洗剤シャンプー＝合成界面活性剤の洗浄力に合わせて、皮脂をまだ過剰に分泌していたのだと思います。

さらに、合成洗剤シャンプーの洗浄力はフケの原因となる角質も根こそぎ洗い落としますが、塩シャンプーの洗浄力はそこまで強くはありません。

これらがフケとかゆみの原因であると判断しました。

そこで私は、髪を洗う前に、まずはブラッシングを念入りにして、頭皮上にある古い角質＝フケを意識的に落とすことを心がけるようにしました。

つまり、下記のようなメカニズムを仮定し、対応策を考えたのです。

1　合成洗剤シャンプーをやめたので、今まで無理に落としていた皮脂と角質が残る（当然です）。一方で皮脂の出方はしばらくはこれまでと同じであるため、かゆみが

出たり、残った皮脂や角質がフケの原因になります（困ります）。

2 洗髪前にブラッシングをして、余分な皮脂や角質を落とし、塩シャンで皮脂のバランスを取る（頭皮を健康にする作業です）。徐々に皮脂の出方が正常になり、脂っぽさがなくなる（いいことです）。

原因があれば結果があります。

ということは、原因を取り除けば結果は生まれません。

このブラッシングを意識的に行うようになってから数日後には、フケとかゆみに悩まされることが減ったことに気づきました。そしてその後、フケとかゆみは徐々に収まっていったのです。

まずはフケが収まり、次にかゆみが消えていきました（※）。

このときは、本当に胸を撫で下ろしました。

塩シャン、問題ないじゃん。

私は塩シャンプーを始めた2015年以降、一度も合成洗剤シャンプーを使用していません。今思うと、これだけが唯一のハードルでした。職業上、フケが肩に落ちているようでは失格です。このときだけは、やっぱり塩だけじゃだめなのかな、と判断しかけました。

しかし、やめなくてよかった。

なぜなら、次に、このときに塩シャンプーを諦めないでよかった、と心から思うことが訪れたのです。

（※注）シャンプー自体をやめることを提唱する書籍によると、頭皮の皮脂の出方が変わることによってかゆみが出る人もいるようですが、これも1ヶ月も経たずに頭皮が生まれ変わり、ほぼ収まるようです。この部分に関しては第2章で紹介します。

4ヶ月後の感動……本当に生えてきた！

塩だけで髪を洗うようになって、4ヶ月ほどだったと思います。

仕事中に、後ろからちょっとした視線を感じることが増えました。

ん？　なんだろう？とは思っていたのですが、同僚たちが私の頭頂部をチラチラと見ていることに気づきました。

実は皆、私の頭頂部を見て驚いていたのです。


ときには「あれ？」と口に出す人がいました。遠慮がちに「髪の毛増えてるよ！」と教えてくれる親切な人もいました。不躾に、「薬を塗り始めたの？　どんな薬？」と言ってくる友人もいました。

周囲では、私の髪が増えていることが話題になっていたようです。

とはいえ自分では、まだ、それは髪のコシと立ち方の問題だけだろうと思っていました。

薄毛に心を痛めている人、特に薄毛が激しく進行している人にはわかっていただけると思うのですが、実は、自分の髪の薄い部分を直視して現実を受け入れるのは、大変につらくて苦しいことです。

私も同様でした。

そのため、少し調子の良くなった額の生え際はともかく、見るのが最もつらい、恐ろしい頭頂部は、自分でも見ることをなるべく避けてきたところがあります。

偶然、薄くなってしまった頭頂部が鏡に映っているのを目にしてしまったときのあの自己嫌悪感、どうしようもなく将来が暗くなるようなあの切ない感じ……。

とはいえここまで視線を向けられて、さらに髪が増えたと言われてみると、さすがに自分でも頭頂部の様子が気になってきます。

意を決してスマホで自分の頭頂部の写真を撮ってみると……これが、確かに髪の毛が増えているように見える……のです。

頭頂部から円形に髪の毛の少ない範囲が拡がっていたのですが、その円形全体が目立たなくなってきています(カラーページ参照)。

マジかよ。

塩シャンすごいじゃん。

しかし私は髪のプロです。

プロは、きちんとプロの目で、明確に髪の状態を確認しなければなりません。

再度、よーく見てみます……増えています。やはり、増えているのです。

既存の髪の毛が太くなり、コシが出て、毛穴がしっかりと髪を捕まえてくれているのは変わりません。

しかし、これまで脂っぽく、テカリが出ていた部分が白くなってきているだけではなく、確かに、産毛とも言えるくらいの太さの毛が、他の髪の毛と比べるとまだ短くではありますが、かわいく生え始めているのです。マジかよ。

この新しい髪の毛を自分の頭に見つけたときのあの感動を、私はどのようにお伝えすればいいかわかりません。

どうしよう。

それまで私は、本当に嬉しいときにはガッツポーズをしたくなるのかと思っていました。しかし、そんなことはまったくないのです。

あまりにも望みすぎた願いが聞き入れられたとき、私たちは言葉を失うのです。現実感がなくなるのです。現実を信じられなくなるのです。

スマホのカメラに映る頭頂部、鏡に映る産毛のある頭頂部を見て、うそ？　本当？　本当に生えてる？と、周囲に尋ねまわりたくなるような気持ちでした。

正直に言うと、少しだけ涙がにじんで泣いてしまったことを告白します。

薄毛はずっと、本当に長い間の私のコンプレックスでした。

どれだけ好奇の視線に晒され続けてきたか。どれだけ心ない言葉に傷つけられてきたか。その都度に、悲しいような悔

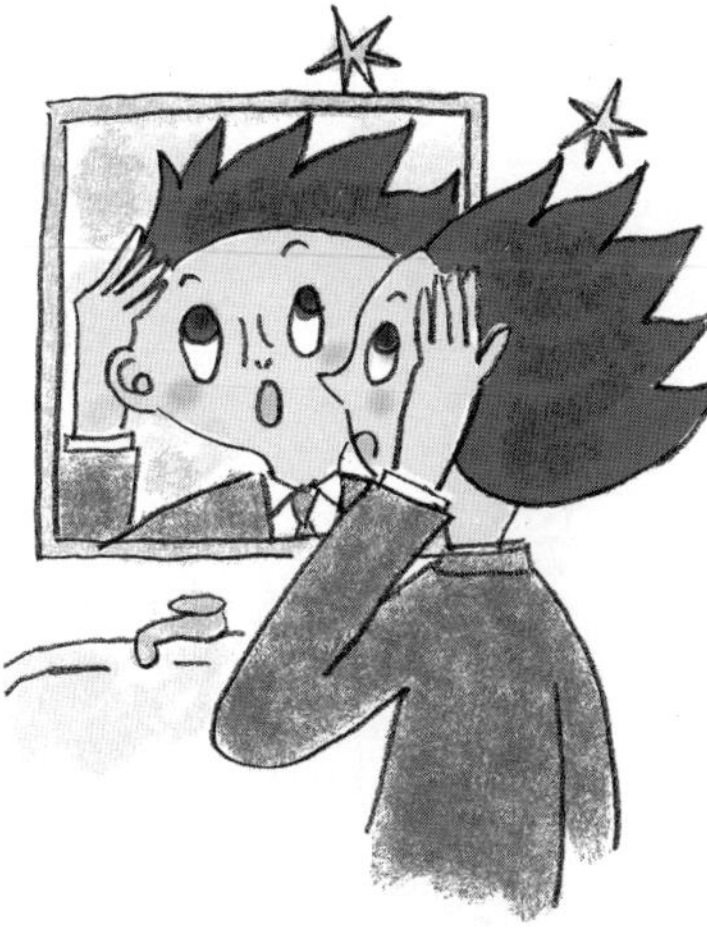

しいような、それでいてバカバカしいような、なんとも言えない気持ちになって自分の心を守りながら、どれだけ自分の薄毛に泣かされてきたことでしょう。この頭に髪さえあれば、と。

でも、生えた。

髪が戻ってきた。

私は、言葉にならない想いで涙の本当の味を知りました。

塩シャンやるじゃん。

私はこのときの感動を皆さんと共有したく、この本を書いています。

そして、塩シャンをまず第一に勧めた相手は、もちろん父親でした。

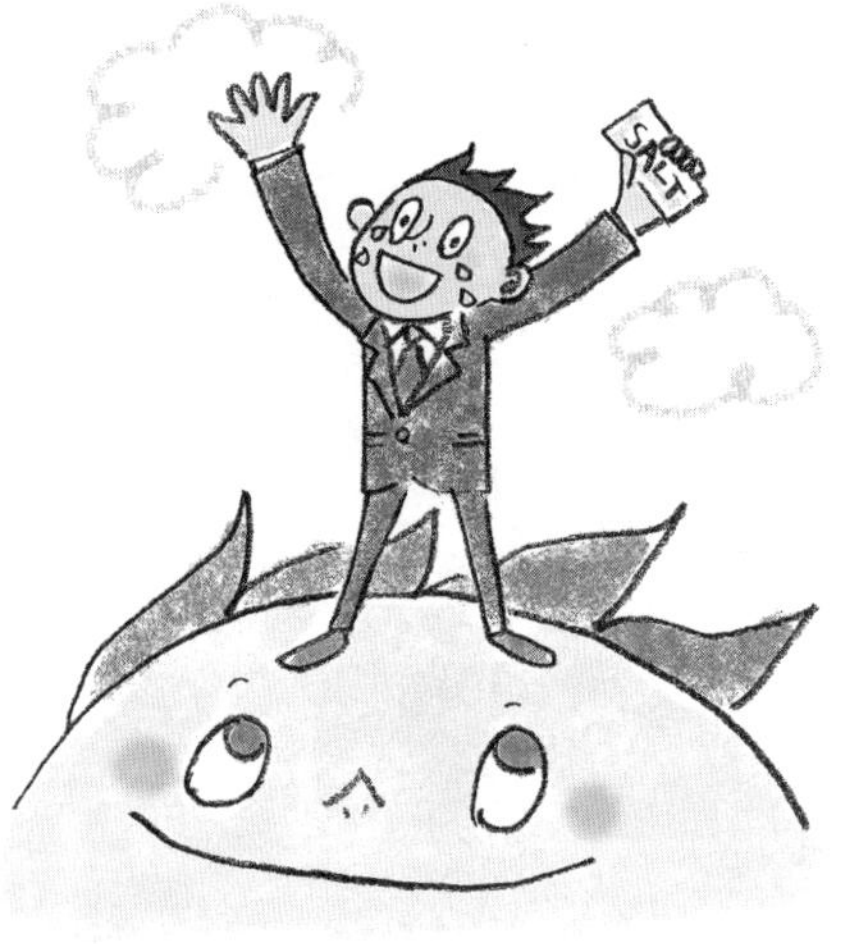

第2章

塩は最高の天然シャンプー
～塩の育毛力とは～

湯シャン歴10年の美髪女医

塩シャンを始めて、みるみる健康になっていく髪・頭皮を見て喜んでいた頃です。これは効果があるかも、と、塩シャンはいいものであると確信を持てそうな気がし始めていました。

もしかしたらこれは、本当に効果があるのではないだろうか？

科学的な根拠はないのだろうか？

真剣になった私は、友人たち、またお客様でご興味のある方々と話し合いながら、さまざまな塩を試し、さまざまなマッサージ法を試し、さまざまな育毛の書籍を読んで研究を重ねていました。

そんな中で、育毛に効果的な洗髪法として「湯シャン」を提唱する方々がいらっしゃることを知りました。その名も「宇津木流」。すごそうです。

その流儀の開祖は医師・宇津木龍一先生。宇津木先生の流儀に従う人々は、全員が合成洗剤シャンプーを使わずお湯で髪を洗うだけの「湯シャン」を行っているとのこと。「塩シャン・渡辺流」開祖であると言えなくもない私も、正直、「えっ、お湯だけで大丈夫なの？」と思ってしまったことは、今だから言えることです。

宇津木先生の著書『シャンプーをやめると、髪が増える』には、先生をはじめ、湯シャン体験者の話がいくつも紹介されています。その中で、その宇津木流を髪・頭皮のみならず全身・顔にまで拡大し、合成洗剤シャンプーはおろか、せっけんや化粧品も使うことなく美髪・美肌・美顔を実現している女性の医師がいることを知りました。

その先生は山口麻子先生。東京・白金で「白金ビューティフルエイジングクリニック」を運営していらっしゃいます。先生はもちろんのこと、そのクリニックのスタッフは、全員「湯シャン」を実践しているうえ、身体を洗うときでもせっけんを使わず、化粧品も使わない「すっぴん」とのこと。早速、お話を聞きに行ってみました。

ここで変な言い方になってしまうのですが、初めにクリニックに伺う際には、どんなにおいがするんだろう？と思ってしまったことを告白します。

通常、われわれの日常の暮らしは、香り・においに包まれています。快い香りもあれば、当然、快くない香りもあります。しかしながら、現代の日本では、いわゆる香水の香り、合成洗剤シャンプーの香りや芳香剤の香りは誰もが日常的に経験するものと思われます。

そういうものをまったく使わない方々が集まっている場所ですから、大変に失礼ながら、もしかすると独特の香りがあるのではないかと思ってしまっていたのです。

きれいなクリニックにお邪魔してみると、アロマが焚かれていることもありますが、これがまったく不自然な香りがしない。もちろん、不快な香りもありません。

クリニックの方々によると、自分たちが化学的な香りを使わないからか、身体や鼻が敏感になって、むしろ、いらっしゃるお客様のにおいがよくわかってしまいますとのこと。

事態は逆でした……。

自分の身体のにおいを気にしながら伺ってみると、山口先生は大変に興味深いお話を次々と教えてくださるのでした。

山口麻子先生の脱・合成洗剤シャンプー体験記

メイクはしない――いつも素肌で

私が〝すっぴん〟になってからすでに17年ほどになりました。その間、基本的にファンデーションを使っていません。マスカラもアイブロウも使いませんし、化粧水やクリームのような基礎化粧品も使っていません。もちろん、シャンプーやトリートメント、せっけんも使いません。

きっかけは、研修医時代に、メイク

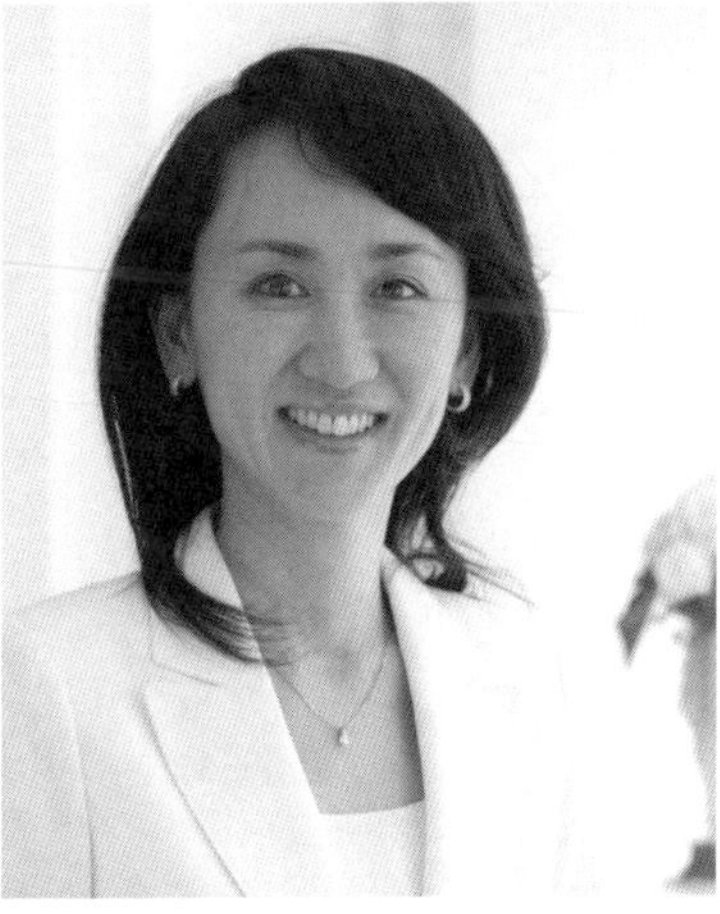

白金ビューティフルエイジングクリニック
山口麻子先生

やシャンプー、トリートメントは必ず肌や髪、頭皮の健康に悪影響を及ぼすと知ったことですね。

メイクやシャンプーは、肌や髪を〝一見〟きれいにするようで、実は傷めてしまう。化学物質が私たちの身体に触れることは、大なり小なり負担になってしまうからです。

化粧品歴が長い方の素肌は長年の負担で傷んでしまって、〝すっぴん〟で外に出ることがためらわれるようになってしまいます。そしてさらに化粧品を使うようになる。そうするとさらに素肌は傷む……本末転倒ですよね。

むしろ、私たちの身体に本来備わった力を引き出すことに本当の美しさはあるのではないか、隠す化粧よりも、素肌本来の美しさのほうが素敵なんじゃないか。そう考えて、２００６年に当クリニックを開院しました。化学物質を使わずに美しい肌を実現すること、〝すっぴん〟なライフスタイルを提案しています。

通常のシャンプーは化学物質——身体にいいはずがない

シャンプーも大半は化学物質です。どれだけ自然を謳うものであっても、結局は合成界面活性剤であって、お風呂の洗剤と同じ洗浄力を持っています。

合成界面活性剤は、肌の皮脂、皮脂膜はもちろん、角質層にあるセラミドなどの保湿成分も落としてしまいます。このセラミドは、頭皮や皮膚を保湿する成分でもあります。だからシャンプーを使えば使うほど、頭皮は干からび、健康な髪の毛が作られなくなってしまいます。そして自然の皮脂が奪われてしまうので、身体はたくさんの皮脂を分泌するようになってしまいます。

強力な合成界面活性剤が身体にいいはずもありません。毛穴の奥の毛根幹細胞や毛母細胞に悪影響が出て、通常の細胞分裂を阻害してしまいます。

実はこの20年ほど、若い女性の髪のボリュームが減ってきているんじゃないかなと思っていたんです。髪のハリがなく、髪が薄くなったという悩みは男女問わずよく耳にしますよね。これにもシャンプーの影響があるのではないかと個人的には考えています。

シャンプーもやめて、「湯シャン」に――最初の苦労

そこで宇津木龍一先生（前述）の影響もあって、10年ほど前から、通常のシャンプーを一切使わない湯シャンで生活しています。結果は上々で、髪がにおうことも、ベタベタするようなこともなく、今もシャンプーを使うことはありません。当院のスタッフも脱シャンプーを実践中です。

ただ、最初の3ヶ月ほどは本当に大変でした。

この期間には個人差があるようですが、シャンプーをやめると、それまで洗い流していた皮脂が溜まってくるので、頭皮や髪がベタつくことがあると思います。

私の場合は湯シャンを始めたのが梅雨の時季だったということもありますが、最初は頭皮がベタつき、フケが出ることもあったりして、それなりに大変でした。やっぱりシャンプーに戻りたいな、と思ったこともあります。なんとか、湯シャン前によくブラッシングをすることで乗り越えました。気合と根性ですね（笑）。

秋の訪れとともに髪の変化が

湯シャンを始めて4ヶ月目、ちょうど季節は秋を迎えていました。その頃、頭皮と髪の状態が急に改善したのです。ベタつきもフケも収まり、あまり気にならなくなりました。そのタイミングで、皮脂を出そう出そうと頑張っていた頭皮の皮脂腺が小さくなったのだと思っています。秋は湿気や汗の問題も減るので、シャンプーをやめるにはいい季節かもしれませんね。

ただ、その移行期が大変だったことは事実なので、徐々にシャンプーをやめていくことでもいいと思っています。最初はシャンプーを2、3日に一度に減らしていきながら、様子を見ていく。合成界面活性剤が配合されていないせっけんシャンプーや、洗浄力の弱いアミノ酸系シャンプーに切り替え、それも徐々に減らして塩シャンに移行していくという手もあるかと思います。リンスは使わないでください。

髪と人体の関係――髪も〝すっぴん〟がベスト

髪は中国医学では「血余」と言われています。血の余り、つまり、身体を成立させている血の残りが髪になっているという考え方ですね。西洋医学的に言っても、髪は身体の細胞分裂の最後の部分です。たとえば身体の検査のために髪を調べる、ということがありますよね。髪には、その人の身体の健康状態が表れていると言ってもいいと思います。だから究極の話をすると、身体を健康に保つことが健康な髪の第一歩です。

そして髪は血流がない部分ですから、すべては頭皮次第ということができます。健康な髪は、健康な頭皮が生み出した結果なんですね。髪を発生させるメカニズムには、まだまだわかっていないことがたくさんあるのですが、少なくとも、健康な髪を生やすためには頭皮や毛穴、毛母細胞を健康に保つことが必要です。髪が生えるということは、組織の再生能力があるということですから。その意味でも、合成洗剤のシャンプーは使わないほうがいいと思いますし、湯シャンで済む健康な健康な髪を育んで欲しいと思います。髪も〝すっぴん〟が一番です。

皮脂の取りすぎが頭皮に与えるダメージ

合成洗剤シャンプー＝合成界面活性剤

山口先生のご意見を参考に、世間でよく売られている合成洗剤シャンプーの内容表示を見てみましょう。

とにかくたくさんの化学物質が入っています。そして化粧品には全成分表示が義務付けられています。

しかし、それらの安全性や配合の可否について、たとえば厚生労働省が保証しているようなことはありません。日本化粧品工業連合会に届けさえ出せば、製造メーカーの責任においてどのような物質でも基本的に配合することは可能です。ただし製造物責任法により、化粧品を製造する際の欠損により消費者に損害が生じた場合、製造業者が責任を負うことになります。

髪や頭皮のしくみやその精妙さを見る限り、使用されている化学物質のすべてが薄毛に対して「絶対に」「安全」とは言いづらいような気がします。

そして薄毛に苦しむ私たちにとってなによりも問題なのは、合成洗剤シャンプーの洗浄力が基本的に合成界面活性剤によるものであることです。

この**合成界面活性剤は、頭皮を薄く、硬くして、皮脂を増やし、髪が生える土壌を痩せさせてしまう**のです。

頭皮の「バリア機能」が破壊される

合成界面活性剤は、第一に、頭皮を守り頭皮の水分の蒸発を防ぐバリア機能を破壊し、頭皮の正常な新陳代謝を妨げます。

この頭皮のバリア機能とは、専門的に言うと、タンパク質を主成分にした角層細胞と、それらの間を埋めるように存在する細胞間脂質によるものです。

合成洗剤シャンプーに大量に含まれる合成界面活性剤は、細胞間脂質が分厚く積み

合成洗剤シャンプーによる薄毛のメカニズム

1. 合成界面活性剤が皮脂と角質を無理やり取る（洗いすぎる）

2. 頭皮は、取られてしまった皮脂と角質をたくさん分泌しようとする

3. 皮脂と角質が過剰に分泌され、頭皮の新陳代謝が停滞し、同時に髪の正常な発育が阻害される

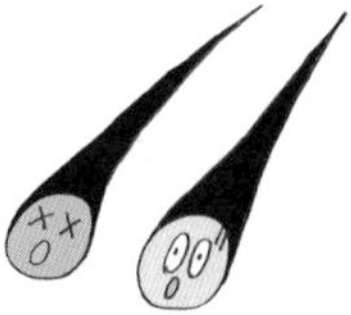

塩シャンによる増毛のメカニズム

1. 塩シャンは自然かつ清潔なレベルで皮脂と角質を洗う

2. 塩のミネラルや酵素成分が毛根に好影響を与える。また、自然な皮脂量は肌を守り、髪を守る

3. 頭皮の皮脂が正常になり、頭皮の新陳代謝が甦り、髪の発育が健全化される

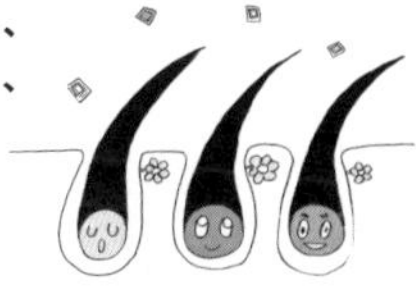

重なり、壁のように頭皮を守っているそのバリア機能を、強力な洗浄力でどんどんと減らしてしまいます。

結果として、頭皮上は乾燥し、保湿ができなくなり、健全な細胞分裂が行われなくなります。そして頭皮が痩せ、毛髪を生やして髪の成長を維持するための環境が破壊されてしまいます。

一度このバリア機能が破壊されると、その回復には健康な皮膚で3日から4日は必要とされます。ということは、一度合成洗剤シャンプーを使うと、数日は頭皮の正常な細胞分裂環境は復活しないということになります。これを繰り返すことが、頭皮の健康にどれだけ良くないことか、すぐにご理解いただけると思います。

しかも、たとえば「朝シャン」のように、一日に2回以上も合成洗剤シャンプーで頭を洗うとなれば、頭皮のバリア機能が復活することは難しいでしょう。

皮脂の健全な分泌を妨げる

さらに、薄毛の人の頭皮は、皮脂の分泌が異常に活発になってくることが多いようです。

髪の毛が薄くなると（というよりも前章でも述べた通り、実は原因は逆なのですが）、普段から不思議なくらいに皮脂が出てきて、ものすごくテカテカするのです。ひどいときには皮脂の中で髪の毛が泳ぐくらいに脂っぽくなる。それを避けるためにさらに何度もシャンプーをするようになる……。

これが薄毛と皮脂の悪循環です。そして頭皮がテカテカすると髪が浮き、地肌が目立つからというのもあるのでしょうか、不思議に髪がとても薄くなったように見えます（筆者自身も実感しています）。

つまり合成洗剤シャンプーで頭皮と髪を洗うと、頭皮が正常の状態に戻るどころか、正反対に悪化するのです。もちろん洗った直後の皮脂は大丈夫ですが、その後はすぐに皮脂が過剰分泌され、見るもテカテカになってきます。それが繰り返されると、洗っても洗ってもすぐに頭皮に脂がしみ出してくるようになる。

これを、私たちは合成界面活性剤による皮脂の取りすぎ問題と定義しています。

そして、もしかすると合成界面活性剤こそが増え続ける薄毛の大きな原因のひとつなのでは?とすら考えているところです。

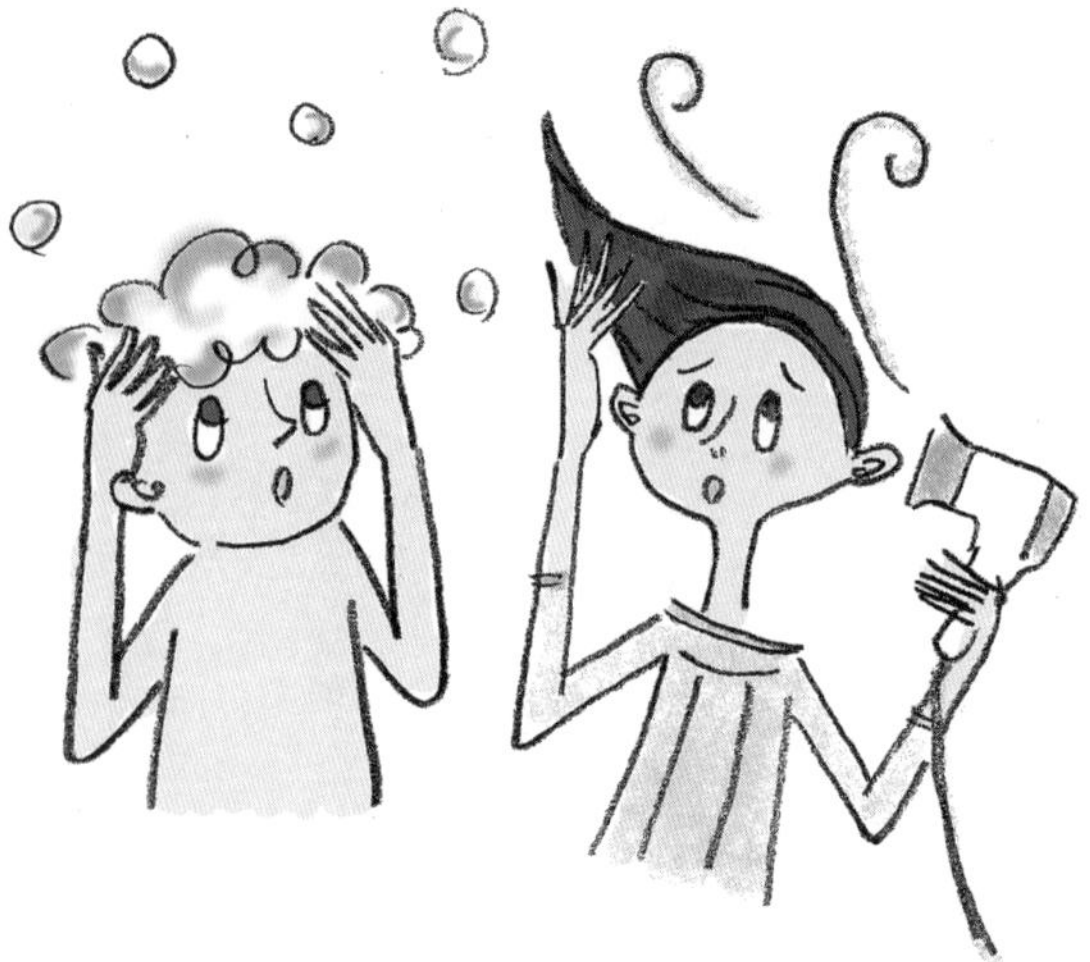

合成洗剤シャンプーの主成分は台所用洗剤と同じ

そもそも合成界面活性剤とは？

合成界面活性剤とは、たとえば台所用の洗剤の主成分と言えばわかりやすいでしょうか？

水分と油分の境界を溶かし、油分を洗い落としやすくします。もちろん、水に溶けにくい油汚れを落とすためにはとても有効な成分です。お皿を洗うときに台所用洗剤を使うと、水では落ちない油汚れが簡単に落ちますよね。

しかし、この強力な洗浄力が人体にとってどのような影響を与えるかを考えると、少しだけ疑問を持たずにはいられません。

単純に、ギトギトの油汚れを落とすことができるような強力な洗剤で頭と髪を洗ってしまっても大丈夫なのでしょうか？

皮脂を、油汚れと同じように落としてしまっても大丈夫なものなのでしょうか？

普通の感覚として、台所用洗剤で毎日頭を洗っていると言ったら、少し抵抗を感じる方々が大半なのではないでしょうか？

でも、実際、合成洗剤シャンプーと台所用洗剤の主成分は、ほとんど同じものなのです。


塩シャンを行うようになってから、少し印象的だったことがあります。

塩で頭を洗っている間、口の中にしょっぱさを感じるのです。つまり頭を洗っている塩が、頭から水に乗って流れて口の中に入ってきているのですね。そういえばトニック系のシャンプーを使っていたときには口の中にトニックを感じていたことを思い出しました。

もちろん意識的に口を開けているわけではありませんが、私たちは気づかないうちにシャンプーを体内に取り込んでしまっているのではないでしょうか。

それまで何十年間も合成洗剤シャンプーで頭を洗ってきたわけですから、これまでどれだけの量を口の中や身体の中に入れてしまっていたのだろうと、ちょっと考えさせられてしまいました。

もちろん口からだけではなく、頭皮上はもちろん、身体中の毛穴からもさまざまな有害物質は吸収されてしまいます。

私たちの頭皮や髪はお皿ではありません。料理を食べた後のお皿のように、強力な油汚れが毎日ついているはずはありません。汚れを落とすだけであればともかく、私たちの身体には毛穴があり、さまざまなものを吸収できる構造になっています。

私たちの身体は生きているので、吸収したものから生きるために必要なものを栄養やエネルギーに替え、不要なもの、有害なものは肝臓や腎臓を使って排出を行います。

毛穴から強力な合成界面活性剤や化学物質を取り込んでしまうと、肝臓や腎臓の負担が増えるという話もあります。

合成洗剤シャンプーと薄毛の関係――毛穴の炎症

合成洗剤シャンプーに含有される合成界面活性剤は、毛穴から侵入し、毛穴に炎症を起こしてしまいます。

合成洗剤シャンプーを長年繰り返し使用して髪を薄くしてしまっている人の毛穴を細かく見ると、毛穴が拡がったような形になっていて、毛穴と髪の毛との関係が弱々しいものになっていることが多いのですが、これは皮脂の過剰分泌と同時に、合成界面活性剤による炎症の影響が考えられます。

前述の宇津木龍一先生の研究によると、さらに恐ろしいことに、合成界面活性剤は毛根幹細胞と言われる部分にダメージを与え、髪を作る根幹の部分に悪影響を及ぼしてしまうとのこと。これは細胞毒性と言われるそうです。

毛根幹細胞とは、毛母細胞や毛球を作っている、髪を作るための、文字通りの「根」の部分です。毛母細胞のある毛球は頭皮から3~4ミリの深さにあるのですが、この毛根幹細胞は頭皮から1~2ミリの深さにあり、合成洗剤シャンプーの合成界面活性剤は簡単にしみ込んでしまいます。

　合成洗剤シャンプーを使って毎日の洗髪を続けることで、私たちの髪を作る頭皮の機能は、合成界面活性剤によって繰り返しダメージを受けることになってしまうのです。

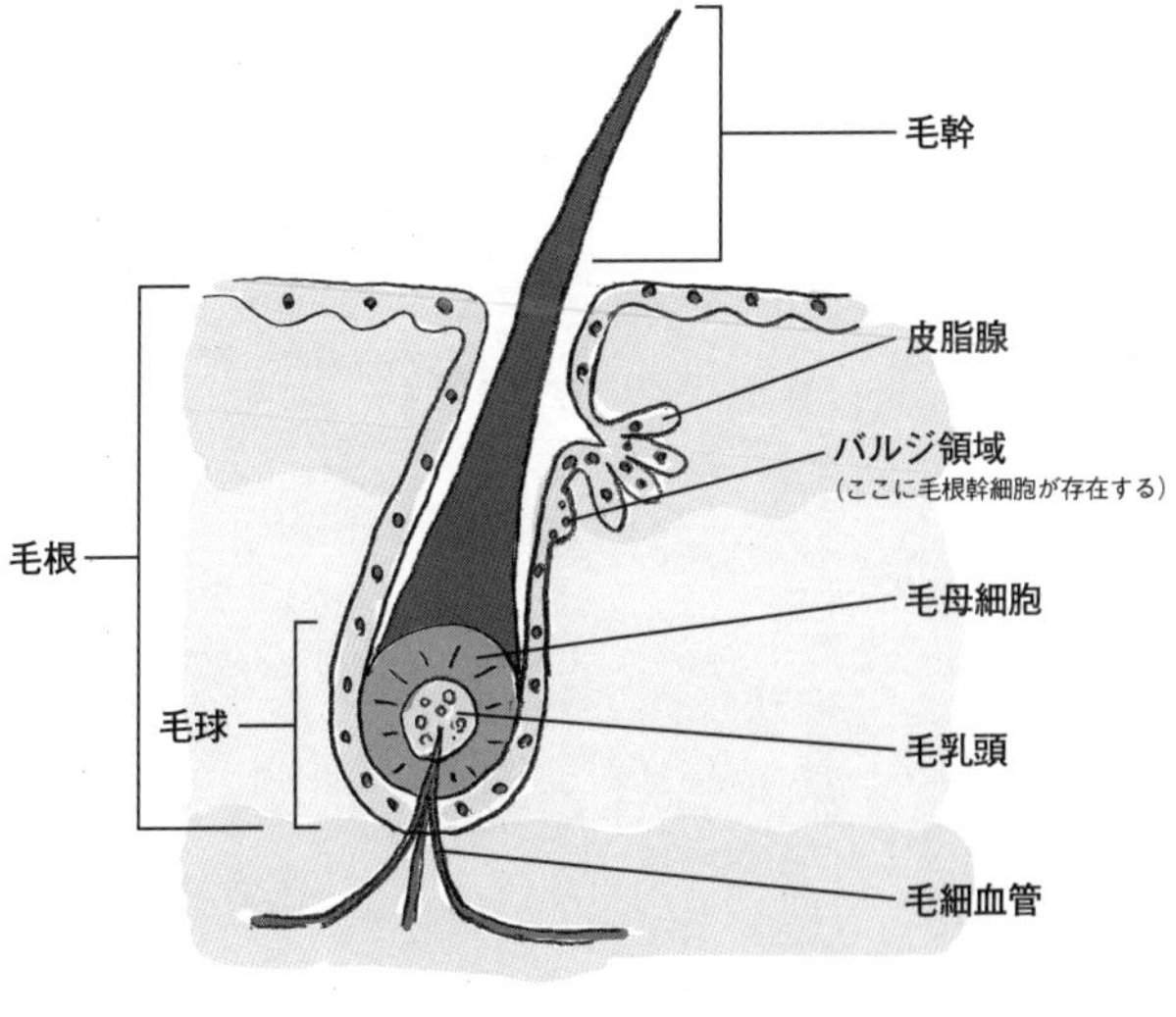

常在菌が頭皮を健康に保つ

防腐剤が頭皮の常在菌を弱らせる？

もうひとつ、合成洗剤シャンプーには不安な点があります。

お店で売られているシャンプーの使用期限を気にされたことはありますか？　ご自宅にある合成洗剤シャンプーの使用期限を気にされている方は、実はそう多くはないと思います。

意外にも、使用期限はかなり長いのです。

長い間その品質を保持するために、合成洗剤シャンプーにはある程度の量の防腐剤が入っています。パラベンなどが有名ですね。

もちろんそれらの防腐剤も安全とは言えません。パラベンはアレルギー症状の原因になったりしますし、発がん性も指摘されています。

そして私たちにとって本当に大きな問題は、この防腐剤が、頭皮の常在菌をも弱らせてしまうことです。

私たちの頭皮には、常在菌と呼ばれる菌が大量に棲み着いています。「菌」と言っても、常在菌は身体に害を与える存在ではありません。

むしろ逆で、これら常在菌のおかげで、私たちの皮膚の健康は守られています。一般に私たちの皮膚には、約20種類、数百億の常在菌が生息しており、汗や皮脂などを食べることで、私たちの皮膚の弱酸性が保たれ、皮膚に有害な物質が増えることを阻止しています。

合成洗剤シャンプーに入っている防腐剤は、この常在菌にも「効いて」しまいます。防腐剤は常在菌を殺し、われわれの皮膚を必要以上に「清潔」なものにしてしまうのです。

そしてその結果として、頭皮のお掃除を行う菌までが死滅してしまうため、逆に頭皮には悪いものが増えてしまうという、まったくあべこべの結果が生まれます。

これは大変に皮肉な話です。

髪と頭皮を清潔にするために行うシャンプーが、逆に私たちの頭皮を汚れたものにしてしまう……頭皮の皮脂取りすぎ問題と同様です。

奇跡的な精妙さとバランスで見事に作りあげられている人間の健康維持システムを、合成洗剤シャンプーは乱暴に壊してしまうのです。

塩は天然の殺菌剤

さて、塩シャンの場合はどうでしょうか。

塩は今もさまざまな生活の場面で「お清め」として使われるように、清浄さ、清潔さの象徴でもあります。

私たちは今も、飲食店の門前に塩が盛られているのを見ることができます。悪いものがお店に入ってくるのを避けるためです。お葬式の帰りには塩を自らにふりかけます。死者の霊を連れてこないように、と言われることが多いようです。

これらはもちろん、現代では単なるおまじないの一種と言えるかもしれません。

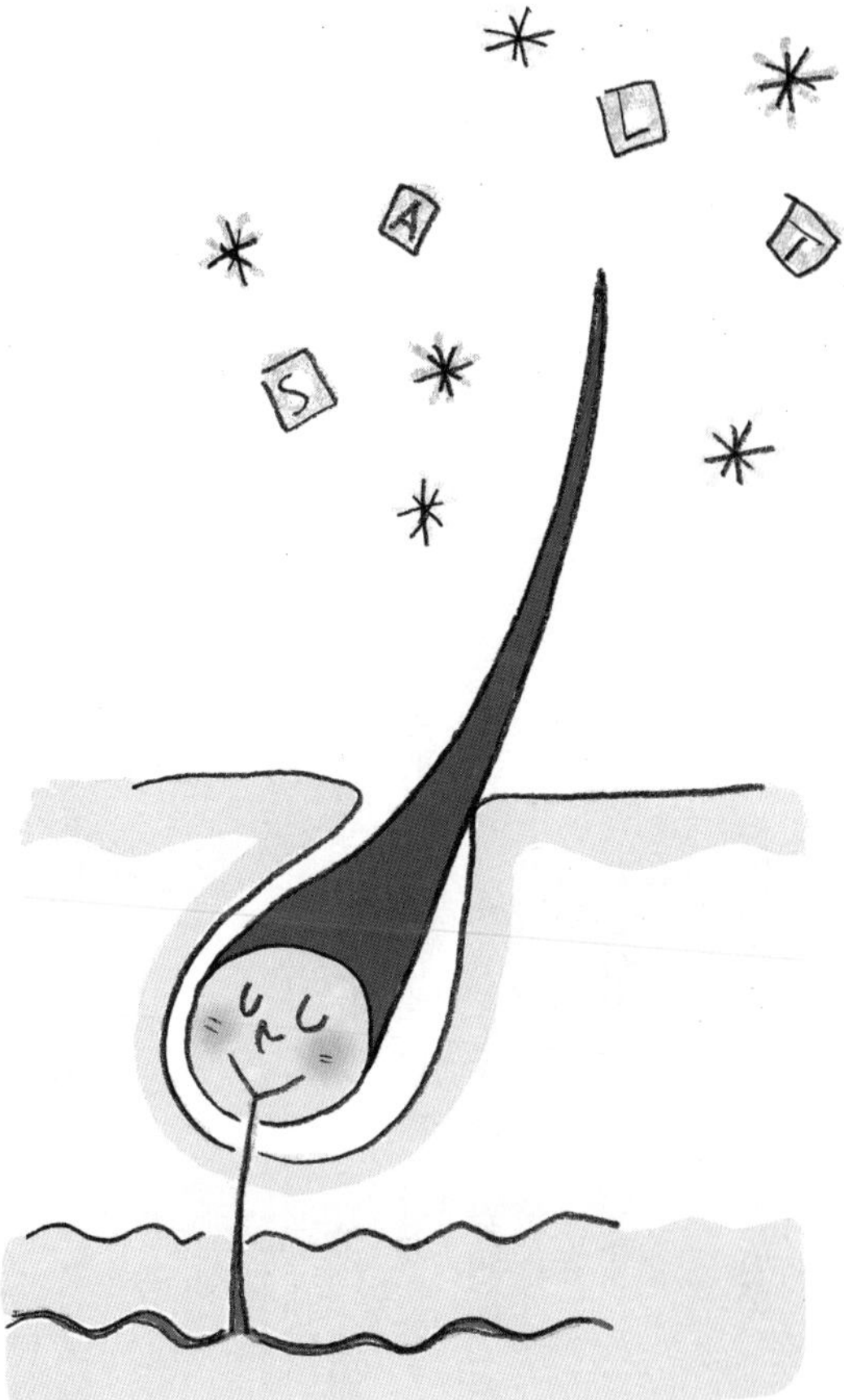
S
A
L
T

しかし、塩には確かに悪い菌を殺す能力があります。塩自体が持つ殺菌力に着目したとき、それらにまったく意味がないとは言えません。私たちは古くから、塩の実際の殺菌能力を知っていたのです。

塩はただの象徴に留まりません。

塩の洗浄殺菌の力は実際に強いものです。汚れを落とし、われわれ人間の身体にとって悪い菌を殺します。たとえば塩は昔は歯磨きにも使われていました。洗濯に使われていたこともあるようです（今も生活の知恵として紹介されることがあります）。塩をしみ込ませることで食物を長く保存する塩漬けや漬物も、塩の持つ殺菌能力や浸透圧をうまく利用したものです。

天然塩は体内のミトコンドリアを活性化し、免疫力を向上させるとも言われています。

塩シャンは、塩自体の持つ力、人間の身体との相性の良さを活かしたものです。

塩は最高の〝天然〟シャンプーとなりうる

髪・毛穴の汚れはどう落とすべきか？

塩の殺菌力、洗浄力は、髪と頭皮を清潔にして、かつ、健康な状態へと導きます。

強力な洗浄力を持つ合成洗剤シャンプーが身体に負担を与えるので避けたほうがいいとはいえ、頭皮と髪の毛を不潔なままにしていいということではありません。

頭皮には当然、汚れが溜まります。

毛穴からは皮脂が出ます。洗うことなく放置した皮脂は酸化し、過酸化脂質と言われる物質に変化し、これは毛穴の周りにこびりつき、脱毛作用があると言われています。

髪の毛そのものも汚れます。

日々の暮らしの中でほこりはつきますし、空気中にも汚れはあり、汗もかきます。

整髪料を使う方もいらっしゃるでしょう。

これらの汚れが、皮脂の過酸化脂質とも混じり合い、雑菌が発生し、悪臭を発しながら健全な発毛・育毛を妨げることになります。

合成洗剤シャンプーを嫌がって、社会生活に支障が出てしまっては一種の本末転倒でもあります。

よって、**洗髪は、これらの汚れを適切に落としながら、頭皮を、髪の健全な成長を促すための環境へ整えることが望ましい。**

そこで、塩シャンプーの登場です。

塩の不思議さ――塩とタンパク質との関係

塩の性質について、改めてここで考えてみましょう。

塩は、なによりも精妙に作られた天然の洗浄成分であり、天然の合成界面活性剤に近い存在でもあります。

塩には面白い性質があります。

まず、**塩はタンパク質を溶かす性質を持っています**。これが、塩が合成洗剤シャンプーに代わる〝天然〟シャンプーとして有効な理由です。

たとえば、煮豆を作るときには、大豆を塩水に浸けます。大豆に塩分をしみ込ませ、タンパク質を塩分によって溶かし、大豆の組織を柔らかくするためです。

かまぼこを作るときにも、塩の持つタンパク質を溶かす能力が用いられます。塩分によってタンパク質が溶解し、魚肉が柔らかくなるのです。それを練って、再度固めてかまぼこは作られます。

面白いことに、**一方で、塩にはタンパク質を固める性質もある**のです。

たとえば、里芋を塩もみしてヌルヌルを取ることがあります。これは、塩がヌルヌル成分＝ムチンというタンパク質成分を適度に固めて洗い落としやすくするためです。

つまり、塩にはタンパク質を溶かすことと固めることという、ふたつの機能が同時に備わっていることになります。

一見矛盾する、このふたつの機能を同時に持つことによって、塩は天然の、まったく害のない合成界面活性剤に近いものとして用いることができるのです。

髪はセラミドやケラチンといったタンパク質によって形成されています。キューティクルもタンパク質の一種です。

塩は、髪の汚れや無駄な脂質、タンパク質を溶かします。

同時に、生物として自然な髪のタンパク質を調整し、頭皮や髪の健康を維持させることができます。

この両方の性質によって、(天然かつ自然な)塩は、どんな〝自然派〟シャンプーよりも安全な、〝天然〟100%のシャンプーとして使用できることがご理解いただけるかと思います。

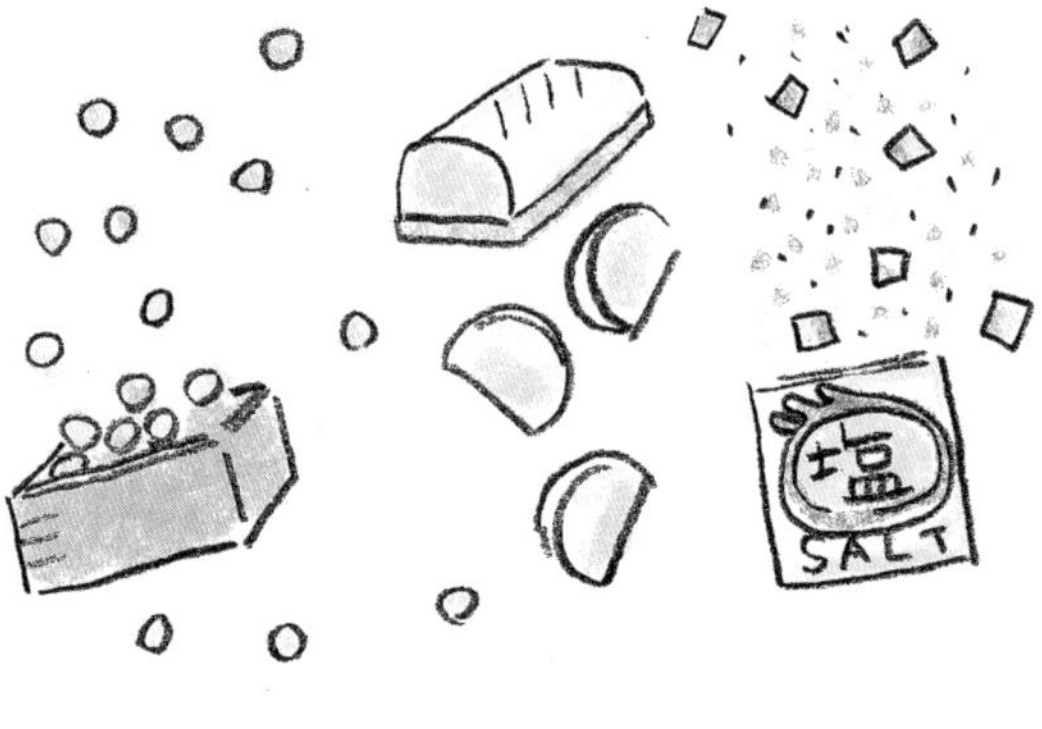

塩シャン効果その1「皮脂の過剰分泌を抑える」

塩シャンをすると、頭皮の皮脂が自然な状態に戻ります。

塩シャンを継続している方々が、口を揃えておっしゃるのがこの効果です。

髪が抜ける原因は複数ありますが、その大きな原因のひとつとして、皮脂の過剰分泌が挙げられます。

髪が薄い方の頭皮が皮脂で光っていたり、毛穴がジュクジュクしている感じは、容易にイメージできるのではないでしょうか。

皮脂が必要以上に多いと、頭皮・血中の栄養が髪に行きわたりづらくなり、髪の毛が細くなりがちのようです。

また、前述の通り、皮脂によって、髪の毛が根元から少し浮いたようになり、頼りない印象を与えます（実際、その後に抜けることも多々あります）。

さらに、皮脂によるテカリは光を反射し、髪の薄さを強調してしまいます（ヘアスタイリストとしては、この問題は実はかなり深刻です）。

一説には、**男性ホルモンが皮脂の過剰分泌に関係しているとも言われています。**

塩シャンは、頭皮の皮脂を適切に洗い取ることによって、このテカりやジュクジュクを解消します。

かといって、カラカラに乾燥させすぎることもせず（そうするとフケが出やすくなります）、髪と頭皮を自然かつ適切な状態へと導きます。

これは、塩の持つ浸透力によって毛穴の中の汗が流れ、塩の洗浄力と（天然かつ自然な）塩に含まれているミネラルや酵素成分によって余分な皮脂が溶けることによります。

特に塩シャンを始めたばかりのときには、ヌルヌルとした皮脂がたくさん出てきて驚かれる方がいらっしゃると思います。これは汚れとともに、これまで過剰分泌されていた皮脂です。

この皮脂が落ちて、徐々に皮脂の分泌そのものも減り、テカりやジュクジュクがなくなります。

皮脂が落ち着くには1～6ヶ月

天然の塩の洗浄力は、合成洗剤シャンプーの合成界面活性剤のように皮脂を根こそぎ奪い去るものではありません。穏やかな洗浄力です。

合成洗剤シャンプーの持つ強力すぎる洗浄力は、頭皮と毛穴の中の皮脂を一度完全に溶かし落としてしまいます。

これは一見いいことのように思えるのですが、適切な量の皮脂は、頭皮や髪を守る天然成分として、私たちの身体に必要なものです。

そして身体の持つ力はすごいもので、必要以上に皮脂を奪われてしまうと、頭皮はそれを補うために皮脂をどんどん分泌しようとするのです。

このことが、合成洗剤シャンプーが頭皮の健康に良くないと思われる理由のひとつです。皮脂を取るつもりが、結果として逆に増やしてしまうのです。

特に塩シャンを始めた初期の頃ですが、頭皮がいわば〝塩シャンモード〟に落ち着くまで皮脂が多く出る場合があります。少しつらいかもしれませんが、ここは頑張りどころです。

工夫しつつ（※）、なんとか塩シャンを継続してみてください。

ある日、頭皮の皮脂が自然で適切なところに落ち着くことが体感できると思います。

なお、頭皮の皮脂が落ち着くまでには個人差があるようです。私の周囲は1ヶ月から2ヶ月という方が多いのですが、女性で6ヶ月かかったという方もいらっしゃいました。

しかし時間はかかっても、必ず皮脂は自然なところに落ち着きます。塩の力と同時に、人間が本来持つ、健康を維持しようとする力を信じてみましょう。


（※注）あまりにも皮脂が出て、たとえば日常生活に支障を及ぼすほどになったりした場合、緊急避難的に天然せっけんシャンプーなどを用いることは悪くないと思います。塩シャン仲間にも、頭皮が落ち着くまでに週に一度はアミノ酸系シャンプーを使ったという方もいらっしゃいます。

塩シャン効果その2「髪のコシが甦る」

塩シャンをすると、髪にコシが生まれます。

塩シャンは髪を強く、太くします。

塩シャンを継続することで、指先手先で髪を触ったときの感触が変わってきます。髪が生えることの力強さ、髪そのものが強くなったことを、指先や手先にしっかりと感じられるようになることでしょう。

このことの喜びは、薄毛に苦しんだことのある人なら誰もがご理解いただけることと思います。

前にも書きましたが、実は、薄毛の印象はこの髪のコシに左右されることも大きいようです。

根元からピンと立った太い髪は、髪のボリューム感に大きく影響を与えます。たとえ髪の毛の数が同じであっても、ペタンと頼りなく、細く、どこか頭皮から浮いたように見える髪はヘアスタイルの印象を、一気に弱々しく、寂しげなものにしてしまいます。

塩シャンをしばらく続けてみてください。髪のコシが強くなると同時に、髪の毛の実数の増加よりも大きな印象の違いに気づかれることと思います。

「しっかりと生えている感」がどれだけわれわれの印象に対して大きい影響を与えているか、ぜひ実感していただければと思います。

実際に「髪の毛の数が増える」までには、髪が伸びる時間も含めて数ヶ月はかかると思いますが、実は思ったよりも早く、あれ、増えた？と驚いていただけているのが私の実感です（もちろん個人差はあります）。

塩シャン効果その3「ズバリ、髪が増える」

塩シャンによって、ズバリ、髪が増えます。どうして塩シャンをすると髪が増える・強くなるのでしょうか？

私の観察では、これには複数の要因があります。

①まず、合成洗剤シャンプーをやめることによって、頭皮が健康になること。

自然素材による洗髪によって、頭皮を傷める物質を塗ることをストップさせることになります。このことによって、髪と頭皮の健康が取り戻されます。本来の発毛力が発揮され、頭皮と髪の関係が強固なものになります。

②頭皮の皮脂の分泌が適切なものになること。

皮脂の過剰分泌は、発毛を弱らせると同時に、髪自体を細くする作用があるようです。乾燥しすぎもよくありませんが、薄毛の人の頭皮は脂っぽいことが多いようです。合成洗剤のシャンプーは、前述した通り、皮脂の分泌をかえって促してしまいます。

塩シャンにょって頭皮の脂質が適切になると(＝頭皮が健康になると)、髪の発毛力が適切に発揮され、一本一本の髪が強くなります。

③立毛筋が活性化すること。

立毛筋とは、髪の毛一本一本を立たせている一種の筋肉のことを指します。塩シャンは、塩のミネラル、そして塩シャン時のマッサージ効果によって、この筋肉を活性化させるようです。髪がより強く立ち、薄毛の印象を減らします。

さらに、マッサージをして血流が良くなることによって、毛母細胞に血液が多く巡り、栄養が行き渡ります。結果として、髪自体が太く、イキイキとしてきます。

塩シャンは、髪自体を強くし、髪を立たせ、髪の自然な発毛力を促し、髪の「しっかり生えている感」を強調します。

塩シャンによる髪の増え方を、ぜひ実感してください！

第3章

髪を育てるための実践・塩シャン教室

実践！ 塩シャン

ここでは、髪を育てるための塩シャン方法を具体的、かつ、わかりやすく紹介していきたいと思います。

塩シャンの方法は、大きく分けて４つのステップがあります。

とはいえ、難しいことはなにもありません。誰でも実に簡単に始めることができます。

普通のシャンプーの代わりに天然の塩を使うだけ！です。

ただ、塩は固形物ですし、その物質としての性質上、少しだけ工夫が必要です。

また、塩ならどれでもいいというわけでもないようです。塩にはいろいろな種類がありますので、選ぶ必要はあるようです。

さらに、頭皮と髪のために有効なマッサージを行うことで、塩シャンの効果を最大限に引き出し、頭皮・髪の健康を増進させることを目標にします。

STEP 1

髪と頭皮を十分に濡らす

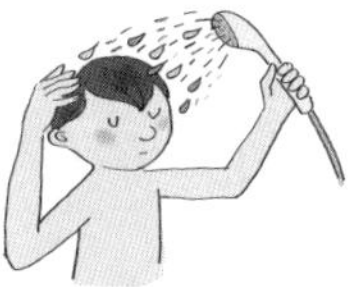

▼

STEP 2

**塩を溶かしつつ、
頭皮にすり込みながら
洗髪**

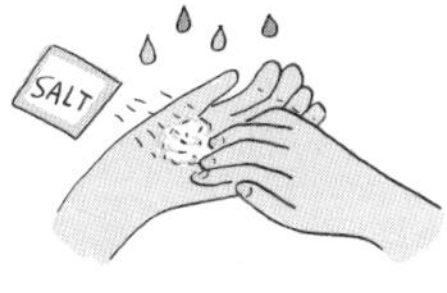

▼

STEP 3

**塩もみ……
マッサージをして、
5分ほど
浸透させる**

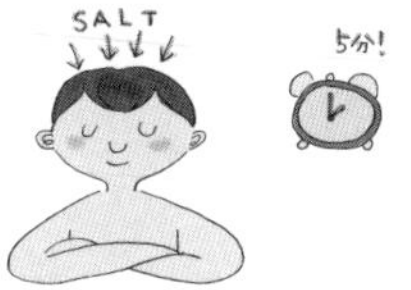

▼

STEP 4

すすぐ

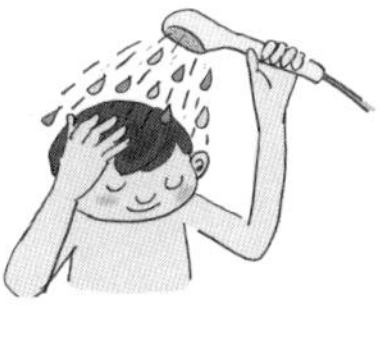

準備 ブラッシング

特に塩シャン初期の方におすすめしたいのが、**洗髪前のブラッシングです。** これによって頭皮のフケ、髪の汚れをある程度物理的に落とすことができます。

3分から5分ほどブラッシングしてみると、汚れなどがだいぶ落ちていくのが実感できると思います。

STEP1 髪と頭皮を十分に濡らす

髪と頭皮を、**シャワーなどを使って十分に濡らしてください。** 髪をお湯で濡らすことによって、髪のほこりや汚れがさらにある程度流し落とされます。

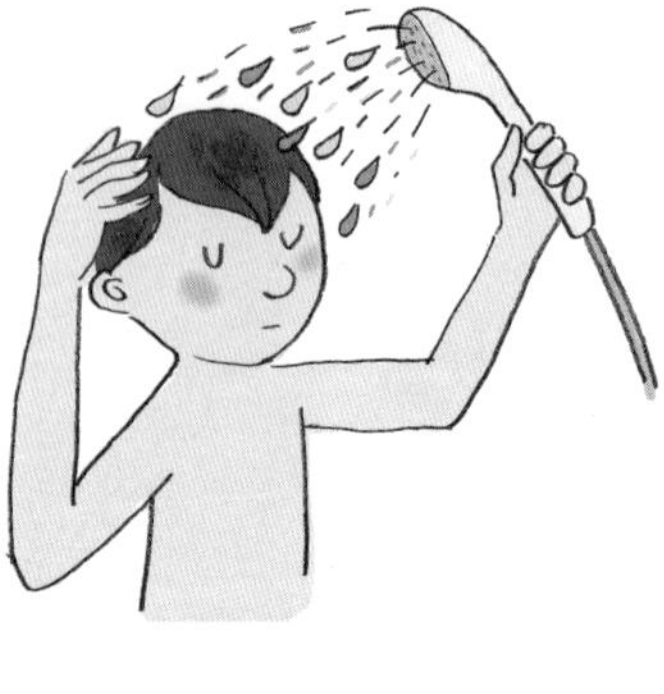

また、髪は、お湯で濡れることによってキューティクルが「開き」ます。キューティクルはうろこ状に髪の毛に張り付いている物質で、これが開くことで、水分や養分が髪の芯に浸透しやすい状態になるのです。

濡らし方は、少し濡れているという程度では不十分で、文字通りに水（お湯）がしたたるくらいには濡らしてください。

STEP2 塩を溶かしつつ、頭皮にすり込みながら洗髪

塩を手に取り、最初は濡らした髪の上に置き、髪に残った水分で塩を溶かしつつ、徐々に髪の根元や頭皮にやさしくすり込んでいきます。塩の量は、髪の長さや量にもよりますが、大さじ1杯を目安にしています。多いぶんにはまず問題はないようです。

この塩のすり込み方には少し慣れが必要かもしれません。というのは、塩のすり込みが強いと頭皮を傷つける可能性があるからです（パウダー状の塩を使うと、その点

はスムーズです）。

指の腹の部分を使って、お湯を足しつつ、限りなくやさしくマッサージして塩を溶かし、髪の毛・頭皮全体に塩が溶けた水（お湯）が行き渡るようにしてください。

洗面器などにお湯を取り、塩を入れて溶かし、その〝塩湯〟を頭にかけていくという方法もあります。

やりやすい方法でいいと思いますが、〝塩湯〟を使う場合はマッサージを多めにしたほうがいいかもしれません。

私の場合は、額の生え際と頭頂部の両方から薄毛が始まっていたので、まずは額から頭頂部に向かって、髪の毛を立たせるような感じで塩を頭皮にすり込んでいます。

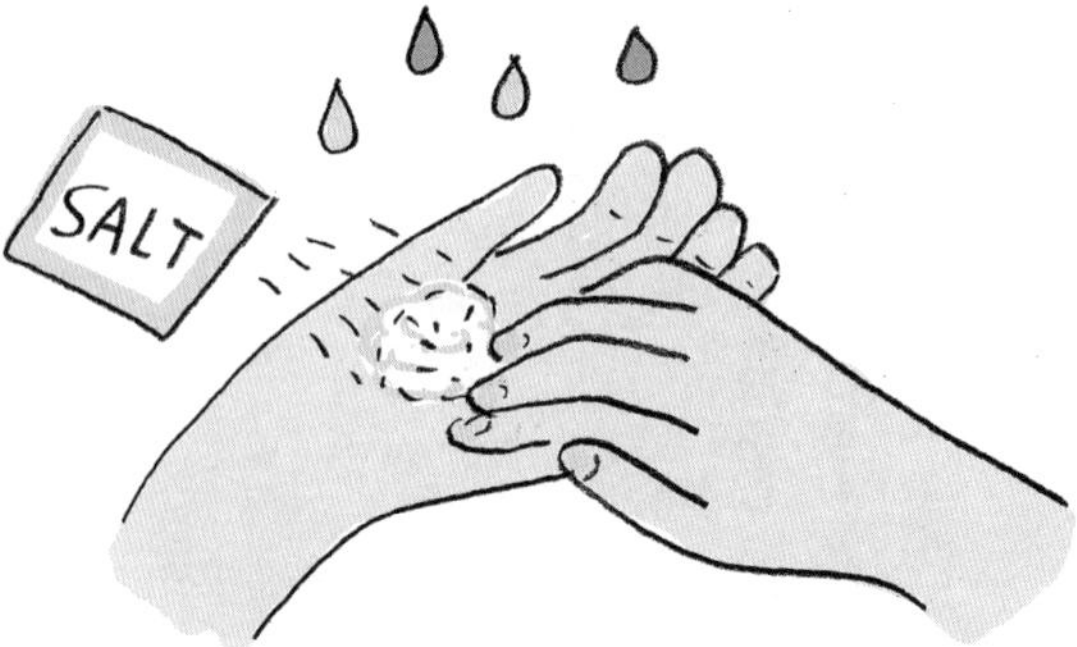

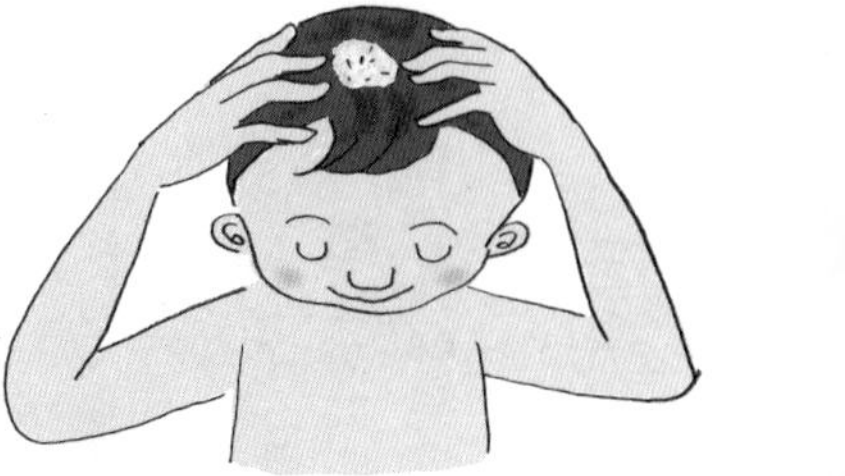

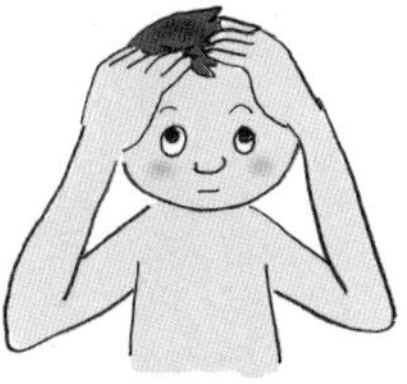

次に頭頂部に塩を置き、ここでも塩をやさしく溶かすように、指の腹で徐々に塩の溶けた面積を増やしていきます。塩を溶かし拡げて頭皮にすり込み、塩の感触が指になくなることを確認します。

特に塩シャンを始めて最初の頃は、この時点でかなりヌルヌルしたものが指につくことが感じられると思います。このヌルヌルが、余分な皮脂であり、毛穴から出てきた老廃物です。このヌルヌルを適切に洗い落とすことによって、頭皮の皮脂が健康な状態へと近づいていきます。

STEP3 塩もみ……マッサージをして、5分ほど浸透させる

塩は、髪や頭皮表面の汚れや皮脂を落とすだけではありません。毛根に浸透させることでより大きな効果が期待できます。**血行を促進するためにも溶かした塩で頭皮をマッサージしましょう**。私たちはこれを「頭皮の塩もみ」と呼んでいます。

というのは、塩もみされたキュウリや大根は、水分がちょうどいい感じに抜けながらも繊維は弱くならず、弾力性を増しているからです。

髪の毛が根を下ろせないほど頭皮が硬くなっては大変です。薄毛の方の頭皮は薄く、硬くなってしまっていることが多いようです。

逆に、頭皮が健康になるに従い、血行が良くなり、ふっくらした感じになるようです。私たちは野菜の塩もみの感触をイメージしつつ、頭皮をマッサージすることを心がけるようにしました。

もちろん頭皮は野菜ではありませんので、まったく同じようにはいきませんが、塩のマッサージを3分以上繰り返すことによって、頭皮が柔らかくなり、柔軟性を増し

たように感じられることは事実です。

実際のマッサージ方法ですが、基本的に、血液の流れに沿って行うことが原則です。

後ろの頸部、後頭部から徐々にやさしく、溶けた塩をさらにもみ込む感触で指の腹を使いながら頭頂部へもみ進んでいきます。

さらに、両耳の後ろの血液を頭頂部へ送り込むイメージで、すべての指を使って頭頂部に向かってもみ込んでいきましょう。

ここで大切な注意点がひとつあります。

特に**頸部のマッサージはあまりにも強く勢いよくゴリゴリと行ってはいけません。**血管中のプラークがはがれて脳内の血管に悪い影響を与えることがあるそうです。常

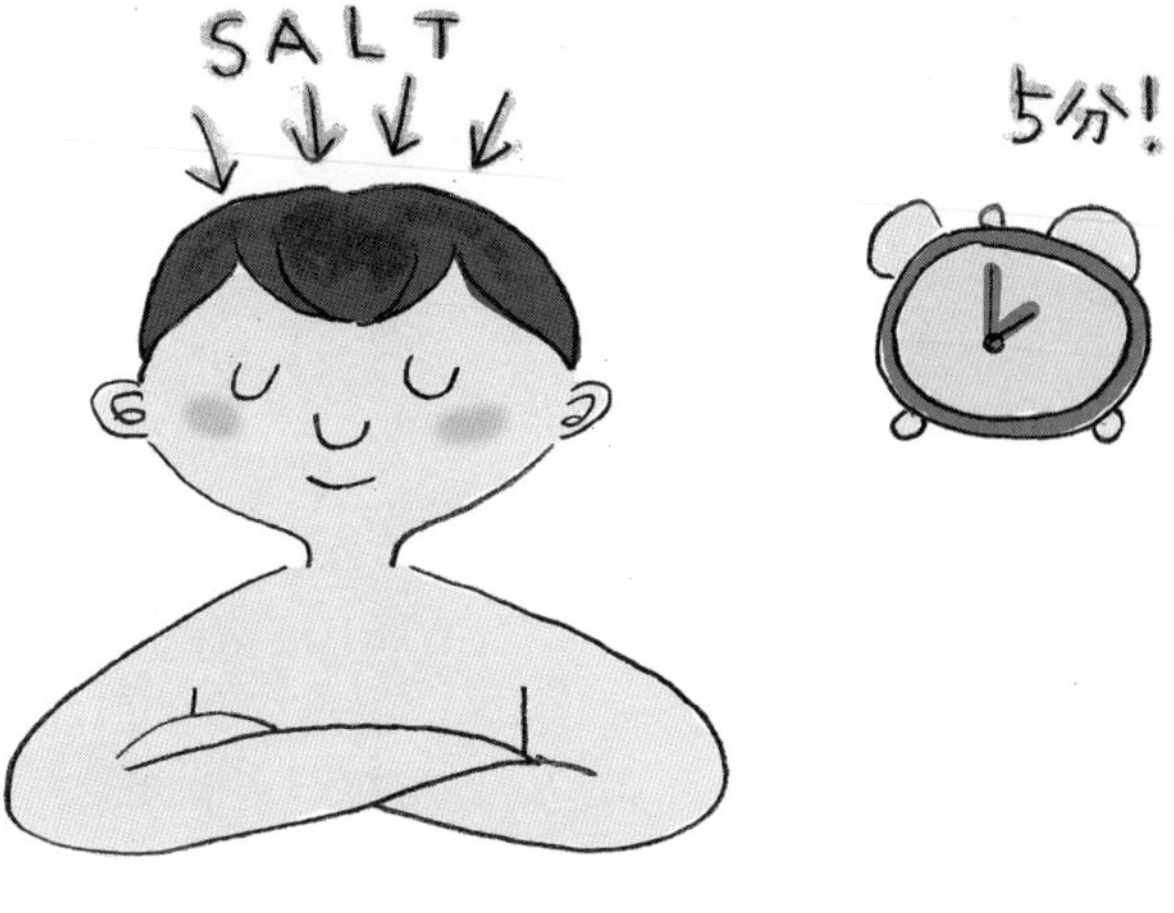

識的なレベルで、あくまで、心地よいくらいの強さで行うことを強くお勧めします。

マッサージの後は5分ほど、そのままの状態を保って塩分を髪・頭皮に浸透させる時間を持ちましょう。ここで湯船に浸かるのもいいかもしれません。このあたりで、塩の浸透圧で頭がキュッと引き締まったような感じがあると思います。

これによって頭皮の余分な皮脂が完全に落ちるとともに、塩の成分が頭皮に浸透し、その効果がより確実なものになることが期待できます。

STEP4 すすぐ

塩の浸透が終わったら、いよいよすすぎです。**多めのお湯とともに、指をやさしく使いながら髪と頭皮を十分にすすいでください。**

ここでひとつご注意を。

特に塩シャンの最初の頃は大量のヌルヌルが髪の毛についていると思います。これは脂分なので、普通のお湯だけでは完璧には落ちないかもしれません。

あまりにもヌルヌルが大量で気持ち悪い場合、もう一度STEP2「塩を溶かしつつ、頭皮にすり込みながら洗髪」に戻ればそのヌルヌルは落ちます。ただ、多少のヌルヌルであれば、すすぎさえ十分にしていれば、髪の毛の乾燥後に落ち着きますので、どうぞお気になさらず。

そして徐々に、塩シャンによって頭皮が健康になるとともに、この少しのヌルヌルが、天然のトリートメントのように髪のツヤに作用することがおわかりになると思います。

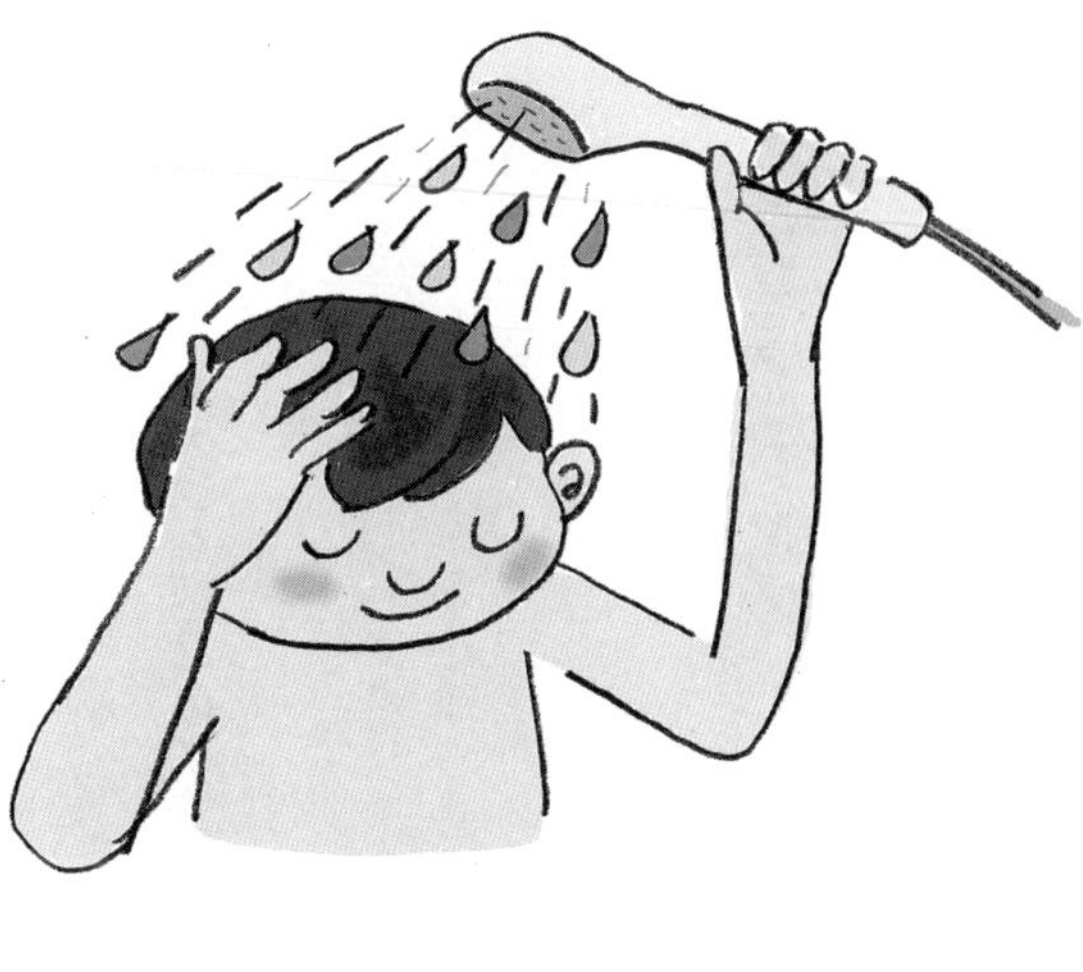

よって、塩シャン時には、合成のリンスやトリートメントは必要がありません（※）。

適度な皮脂こそが、髪を守る、天然の、そして最高のトリートメント剤なのです。

（※注）ご希望のヘアスタイルや髪質のために、リンスやトリートメントをしたいという方も当然いらっしゃると思います。クエン酸のリンスや、かなり天然素材に近いトリートメントであれば、そこまで問題にはならないのではないか、と私自身は推測しています。ただ、塩シャンだけでも自然のツヤが出ることも事実なので、一度ご体験していただければ嬉しく思います。

ブラッシングの重要性について――洗髪前にはブラッシング

ブラッシングは髪や頭皮についたほこりや汚れ、フケを落とし、毛穴や頭皮を適度に刺激し、頭皮の血行を向上させる効果があります。

また、皮脂を髪に行き渡らせ、髪にツヤを与えます。

繰り返しになりますが、私たちは、**塩シャン前のブラッシングを強くお勧めしています。**

特に合成洗剤シャンプーをやめて塩シャンを始めた最初の1ヶ月間ほどは、それまでに合成界面活性剤で無理やり落としていた（また、合成界面活性剤に応じて過剰に分泌された）皮脂や角質が残り、フケやかゆみが出やすくなるからです。

また、フケは頭皮が乾いていると出やすくなります。頭皮の皮脂腺が正常化するまでの間は皮脂の出方が少し不安定になり、頭皮が乾燥することもあります。この間は、ぜひ洗髪前に念入りにブラッシングをするようにしてください。でも、ゴシゴシと頭皮を傷つけるようなブラッシングは厳禁です！

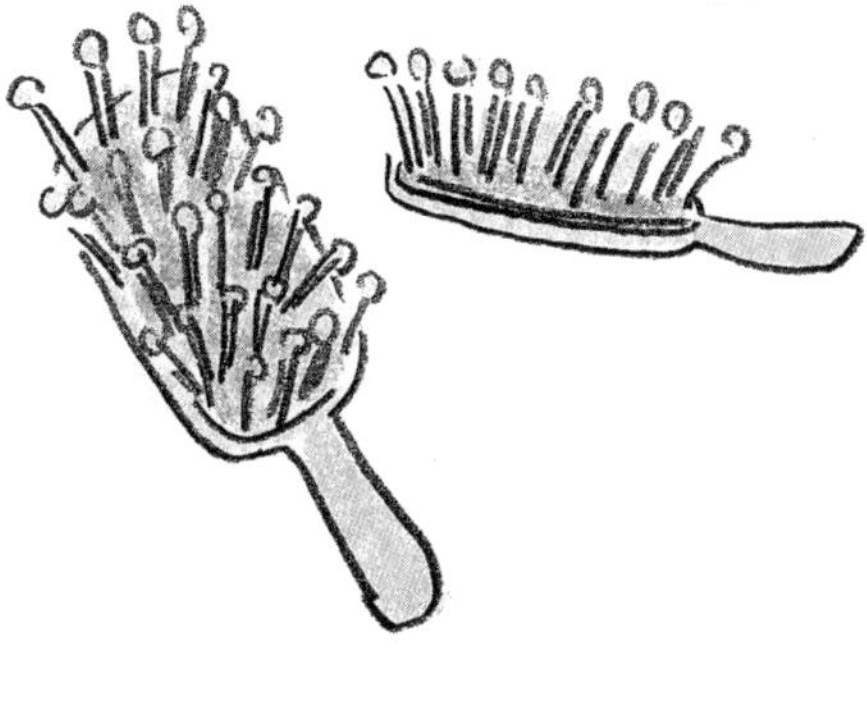

やさしく、丁寧にブラッシングしましょう。

ブラシの選び方についてはいろいろとありますが、私たちはいわゆるスカルプケアブラシを推奨しています。適度に頭皮を刺激し、髪はもちろん、頭皮を傷つけることなく毛穴の汚れを取ることができます。ブラシ自体が汚れてしまっては良くありませんが、スカルプケアブラシであれば手入れも簡単です。

ブラッシングで髪と頭皮の汚れやフケを確実に落とし、頭皮に適切な刺激を与えて血行を促進させましょう！

マッサージは育毛に効果がある？ ない？

頭皮マッサージは、育毛に関して最も熱く語られるトピックのひとつです。

さまざまな意見があるようですが、私たちはいろいろな意味で育毛のためにマッサージを推奨しています。人間の自然なあり方として、血流の良さが髪に悪いとは思えないからです。

そして塩シャンは、指の腹で塩を溶かしながら頭皮にすり込んでいくのがポイントなので、とても効率的に頭皮をマッサージすることができる洗髪法です。

そのすり込み自体が頭皮のマッサージとなっていることが素晴らしい。

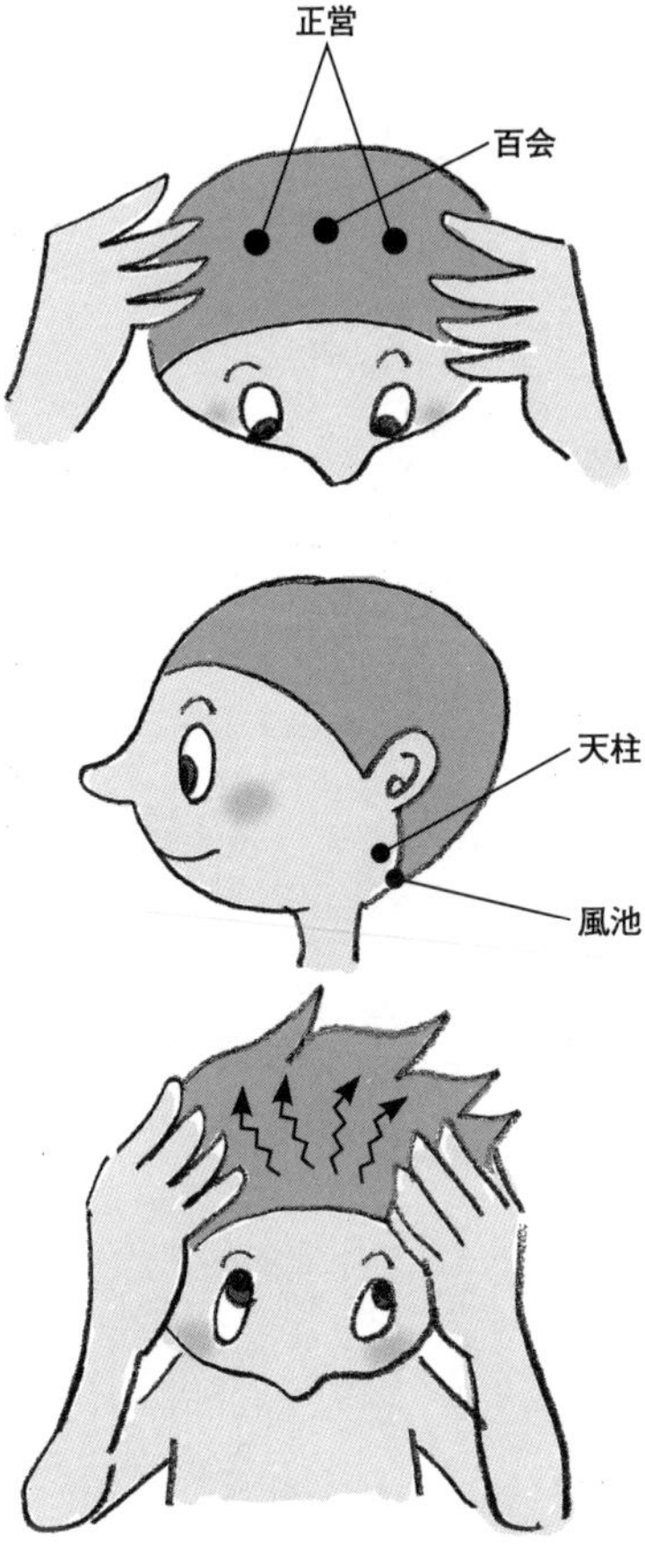

頭にはツボがある

実際にマッサージを行ってみると、徐々に、後頭部や頭頂部に気持ちのいい「ツボ」があることがおわかりになると思います。塩をすり込みながら、このツボを指でゆっくり押していきます。

私の場合は、毎日マッサージを続けているうちに、偶然に髪に良さそうなツボを見つけてしまい（後でツボの本でその「発見」が正しいことを確認しました）、毎日このツボを押さずには眠れないようになってしまいました（笑）。

そしてこのマッサージを繰り返していくことによって、頭皮が柔らかくなり、突っ張りが減り、頭皮を指で動かせるようになること、徐々に頭皮に厚みが出てくること、そして血行が良くなることが実感できると思います（私の場合は、頭皮が少し温かくなるような感覚があります）。

私たちの塩シャンは、塩で頭皮と髪をきれいにすると同時に、マッサージで血行を改善し、髪を〝きちんと育てる〟イメージです。

第４章

塩シャンの気になる疑問に答えます

塩シャンだけで、頭皮がにおうことはないか？
——塩シャンと頭皮のにおい

いわゆる普通のシャンプーを使わないようにしていると周囲に話すと、においを気にされる方が多いようです。

私も、時折耳にしました。

「臭くならないの？」

「においがちょっと怖いなあ……」

「汗をかくようなときには自信がない……」

においに対する心配が、脱・合成洗剤シャンプーの高いハードルになっていることは間違いがないようです。

結論から申し上げますと、塩シャンで髪や頭がにおうということはありません！

私はすでに5年以上合成洗剤シャンプーを使わず、すべて塩シャンですが、これまでにおいが気になったことは一度もありません。

とはいえもちろん、においは自分ではなく、他人が感じるものです。他人は臭いと思っているのに自分ではまったく気づいていないというのは、笑えるけれど、実際は笑えない話。

しかも私はすでに50歳近い中年男です。普通に加齢臭を漂わせていてもおかしくはありません。

そのため、もしも臭かったら正直に言ってくれ、と、周囲に少ししつこいと思われるくらいに訊いてみたりしたのですが、やはり気になったことはないとのこと。

よかった！

これは単に私だけがラッキーだったということではありません。

実は、塩シャンが嫌なにおい成分を落とすことには、きちんと化学的な理由が存在します。

もちろん塩には香り成分はないので、良いにおいが強く付加されるということはありません。しかし、不快なにおいの原因となるものは、塩シャンによって確実に洗い落とすことができるのです。

髪や頭皮のにおいの原因

髪や頭皮のにおいの元となるのは、主に以下の3要素です。

①酸化した皮脂（過酸化脂質）
②汗と、乾いた汗に増殖した雑菌
③ほこりや空気中の排気ガスなどの汚れそのもの

まず①の酸化した皮脂は、普通に水・お湯でも洗い流せるものとされています。そして塩にはタンパク質を溶かす天然の作用、そして酵素の効果がありますから、塩シャンは余分な皮脂と角質を洗い落とすことができます。

②の汗も、お湯でも流し落とすことができるものです。また、乾いた汗に増殖した雑菌は、塩の持つ殺菌力によって確実に流し落とされます。塩の持つ「お清め」の力ですね。

③の汚れそのものも同様です。日常的・一般的なレベルの汚れであれば、お湯と塩で洗い流すことができるはずです。

ある種の汚れはお湯だけでは落としきれないというヘアスタイリストたちの意見があることも事実です。

確かに整髪料のワックスなどには油性のものもありますので、そういうものの汚れはお湯だけで洗い流すことは難しいようです（油分は水をはじきます）。しかしながら、**塩を使えば、その洗浄力（合成界面活性剤に近い性質）によって、通常のシャンプーと変わらないレベルで汚れを落とすことができます**（※）。

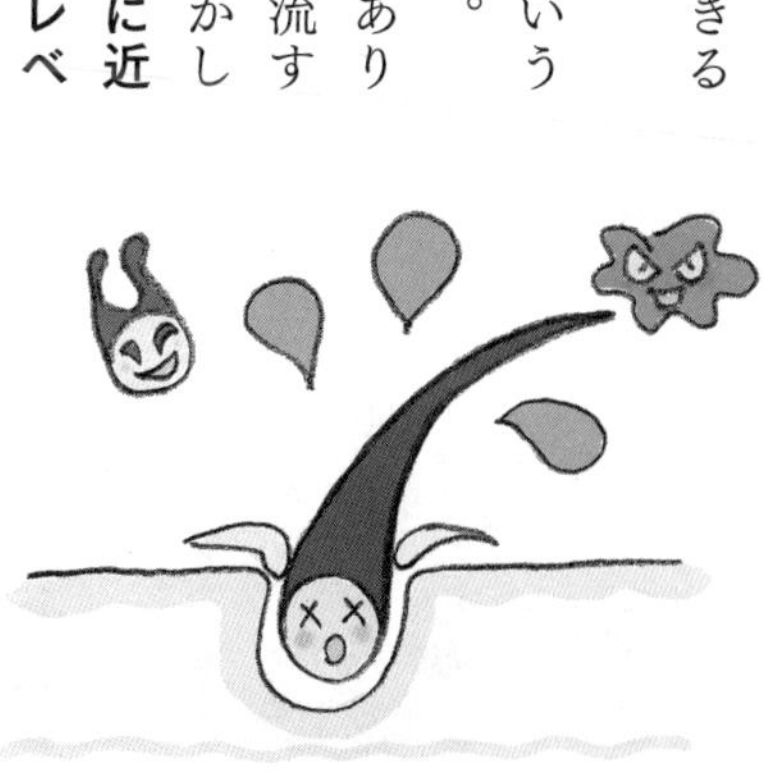

（※注）とはいえもちろん、お湯と塩で落ちない汚れに困ったときに、なるべく天然に近いせっけんなどで髪のみを洗うことはあっていいと思います。ストレスを溜めるのが一番良くありません。

それでもにおいが気になる方／塩シャンでも香りを楽しみたい方には

塩シャンをきちんとしている限り、合成洗剤シャンプーを使わなくともにおいが気になることはないと思います。少なくとも、人を不快にさせることはないとお約束できそうです。

しかし、塩自体には香り成分はありませんので、通常の合成洗剤シャンプーのように、洗った後の香りを楽しむことはできません。また、人の皮脂自体のかすかなにおいはありますから、もしもこれを気にされる場合は**ローズウォーター（バラの花を水蒸気蒸留した化粧水の一種。保湿力と香りがあります）や、香り成分が配合された塩・塩シャンプーを使うことをお勧め**いたします。

現在では、塩に天然の香料成分を配合し、より快適な使用感を実現しているいろいろな塩シャンプーも存在しています（詳しくはＷｅｂサイト「塩シャンドットコムhttps://shio-shampoo.com」をご覧ください）。

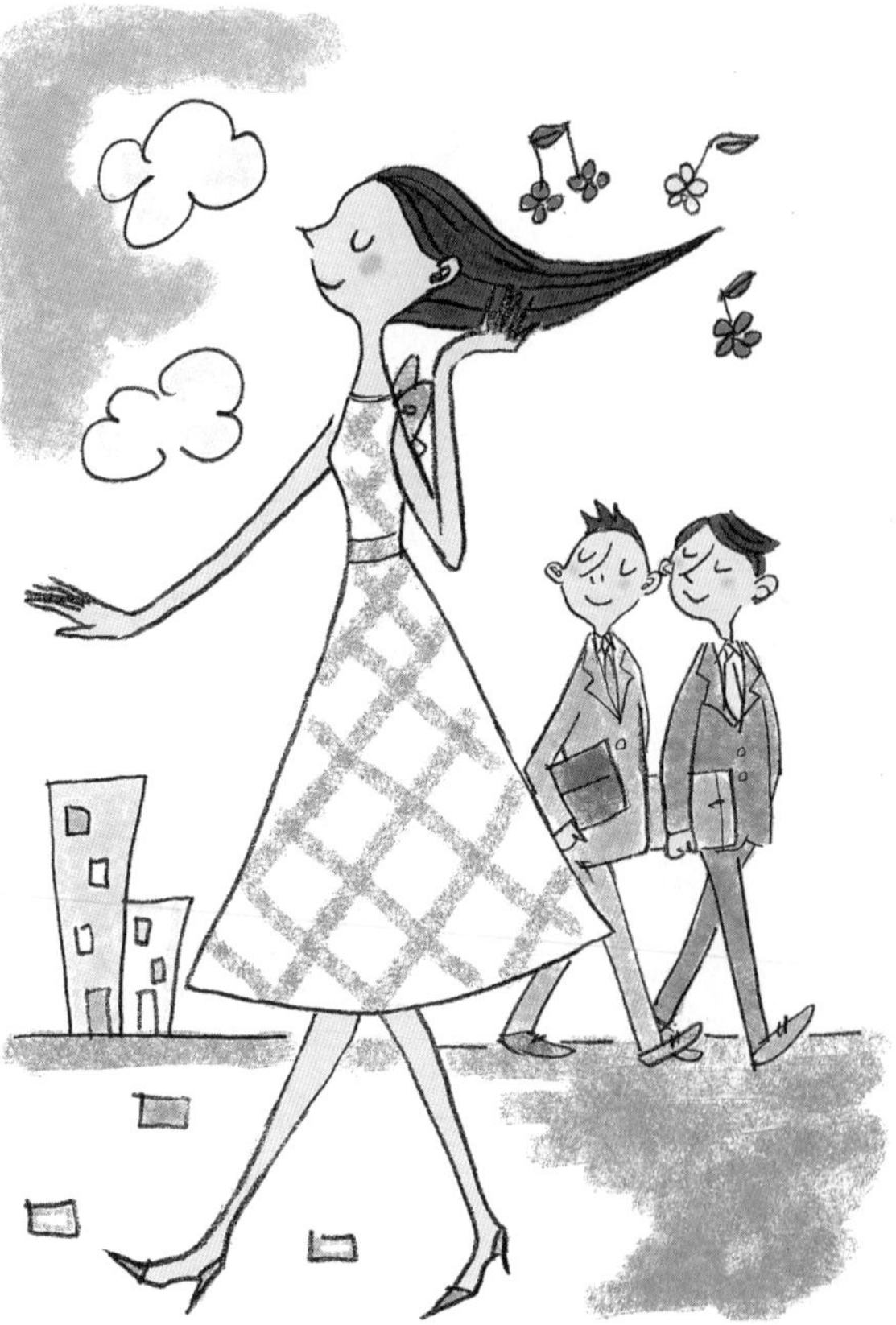

どんな塩を選ぶべきか？
――塩のタイプと選び方、購入方法

塩シャンには、どのような塩を選ぶべきなのでしょうか？

もちろん、どんな塩でもＯＫというわけではありません。私も自分自身で、もしくは友人たちとともに、さまざまな塩を試してみました。成分表を見ながら、ときには複数の塩をブレンドし、新たな種類の塩を週単位でいろいろと試し……なかなか大変なものがありました（カレーのスパイスのブレンドを試すような作業でした）。

やはり塩の中の成分量によって、「効き目」に違いはあるようです。各成分同士のバランスもあるので一概には言いづらいのですが、塩シャンに合った塩の条件をまずは大きなところから挙げてみます。

・**添加物の入っていない、天然の塩であること**――着色料、ハチミツなどが入っている塩はＮＧです。

・**精製塩もNG**です。ミネラルが含有されていません。
・**岩塩は使いづらい**――岩塩は夾雑物（塩分以外に入り込んでいるもの）が多く、また溶けにくく、成分的にも、塩シャンで使うには不向きのようです。
・**海塩が最適**――海塩は溶けやすい。特に海水のミネラルをそのままに含有した塩が最適です（サーファー効果！）。
・**成分中のナトリウム／塩化ナトリウム、マグネシウム、カリウムのバランスが大事**――大きく言うと、ナトリウム類とカリウムは髪、頭皮や毛穴を洗浄する性質があります。マグネシウムには肌や髪を柔らかくする性質があります。特に塩シャン初期においては、各種ミネラルのバランスとカリウムを重視すると効果がわかりやすいかもしれません。

私たち「塩シャンドットコム」では、独自の塩のブレンド・研究を展開しておりますので、興味のある方はぜひＷｅｂをご覧ください。

フケ、かゆみ、においが気になるときなど……塩シャンプーのトラブルシューティング

いいことずくめのような塩シャンですが、はたしてデメリットはないのでしょうか?

前にも述べましたが、私の場合、特に塩シャンを始めてしばらく経った頃に、いくつか困ったことが起きました。フケとかゆみです。

私の例では洗髪前にブラッシングを多めにすることによって、それほど時間をかけずに改善することができましたが、人によってはフケとかゆみの他にも、皮脂が多く出て髪が脂ぎってしまったり、まれににおいが出たりする人もいるようです。

これは、頭皮の皮脂分泌量が、本来の適切な量に落ち着くまでの移行期間です(第2章参照)。

合成洗剤のシャンプーを使っていたときには、合成界面活性剤の強烈な洗浄力に負けまいと、頭皮は皮脂をどんどん出していたわけですが、それが天然の塩の洗浄力に

応じた自然な皮脂分泌量へと落ち着くまでに時間がかかってしまうのです。

この期間には、かなりの個人差があるようです。私たちの観察／サンプルレポートではだいたいの人が1ヶ月以内には落ち着きますが、まったく困らなかったという人もいれば、3ヶ月以上かかったという人、半年という人もいました。

しかし心配しないでください。適切な対策を行うことで、トラブルは最小限にできます。以下に、トラブルの種類と対策を記しました。

出すぎていた皮脂は必ず正常の量に戻り、頭皮は落ち着き、頭皮と髪の健康は回復に向かいます。

自らの身体の力を信じて、この難しい時期を突破していただきたいと思います。

①フケが出るとき↓洗髪前のブラッシング、マッサージ、すすぎを念入りに

フケは、頭皮表面の角質細胞が新陳代謝によってはがれ落ちたものです。頭皮が新たに生まれ変わる際に出てくる垢のようなものと考えていただければいいでしょう。

合成洗剤シャンプーで頭皮の水分・皮脂が奪われて乾いてしまっている場合、皮膚の細胞分裂が減り、フケも減ります(フケを生む原因を減らすわけですが、よく考えると、少し怖いことです)。また、強力な合成界面活性剤は無理に皮脂と角質を落とし、フケになる物質そのものも減らします。一見好ましいようですが、実は頭皮としては不健康な状態で、もちろん髪にも良くないと言うことができるでしょう。

そこで塩シャンを行うと、頭皮の皮脂のバランスが適切になり、健全な新陳代謝が甦ります。

それはいいことなのですが、バランスが整うまでの間、フケが少し出る可能性があります。

合成洗剤シャンプーをやめたばかりでフケが出てしまう場合、**洗髪前にブラッシングを長めに行い、頭皮のフケを落とすようにしてみてください。**

さらに、塩シャンをする際の頭皮マッサージとすすぎを念入りにすること。これによってフケはほぼ解消すると思います。

②かゆみ ↓ ブラッシングを念入りに。あまりにもつらいときには天然せっけんシャンプーなどで一時退避

かゆみは、主に皮膚への刺激によるものです。

合成洗剤シャンプーをやめて塩シャンにした場合、皮脂の分泌量が落ち着くまでは皮脂が必要以上に分泌されます。これが空気に触れて酸化し、頭皮を刺激することによってかゆみが出ることがあるようです。

これは**ブラッシングを行い、出すぎている皮脂をブラッシングで取ることで対応できます。**

ただ、あまりにも皮脂の分泌量が多くてかゆみがつらい場合は、洗浄力の弱いアミノ酸系シャンプーや、天然せっけんだけのシャンプーを少量使うのもいいと思います。育毛のためのストレスで髪に悪影響を与えてしまっては本末転倒です。

ただ、アミノ酸系シャンプーもせっけんもやはり合成界面活性剤ですので、われわれの頭皮と皮脂には本来強すぎるものです。とはいえ、落ち着くまでに週に一度使う

くらいであれば、問題は少ないと考えます。

③ベタつき↓しばらく耐える。あまりにもつらいときには天然せっけんシャンプーなどで一時退避

頭皮や髪のベタつきも原因はかゆみと同様です。これまで落としすぎていた皮脂が行き場所を失ってしまうためです。

これはしばらく耐えていただくしかありません。皮脂によって髪がペタンとなってしまうことがありますが、**だいたい2週間ほど、長くとも1ヶ月ほどで落ち着くと思います。**

ただ、これもつらすぎる場合は仕方がありません。天然のせっけんシャンプーなどを一時使ってもいいと思います。しかしその場合、きちんとすすぐことを忘れないようにしてください。

なお、最近、新たにハーブ類とのブレンド塩でこのベタつきを抑えられる可能性が出てきました。詳しくはこちらも塩シャンドットコムのWebをご覧になっていただければと思います。

④においが出てしまった↓塩シャンの回数を増やす／香り入りの塩シャンを用いる

塩シャンへの移行期、皮脂が多く出ることによってにおいが出る可能性もあります。こちらはベタつきと同様、皮脂の分泌が通常に戻ることによって解決します。これは一時的なものなので、少し経てば正常に戻るはずです。

実際の対応策としては、**まずは塩シャンの回数を増やすことが考えられると思います（塩シャンは皮脂を取りすぎないため、さらなる過剰な皮脂分泌を促すことには繋がらない）。また、ローズウォーターを使ったり、香り成分が配合された塩・塩シャンプーを使用することも考えられると思います**。髪も傷みませんし、たくさん汗をかかない通常の生活であれば、自然な香りが一日保たれます。

⑤切れ毛が気になるときは？↓塩の量を減らしてみる／クエン酸を使う

塩シャンをすると、特に最初は切れ毛が出てくることがあります。塩に含まれる硫酸マグネシウムや硫酸カルシウムなどによって髪が一時的にアルカリ性に傾き、酸性である髪の細胞膜複合体（髪を守る物質と考えてください）を溶かし、もともと弱っていた髪が切れてしまうことによります。

しかし、すすぎで塩分を流し落とせばすぐに髪は中性に戻りますし、**髪そのものが健康になってくると、皮脂が天然のヘアトリートメントとして髪を覆って髪が強くなるため、切れ毛は大幅に減っていきます。**

とはいえ、ただでさえ髪の毛の量に敏感な私たちとしては、少しの切れ毛も気になるのが事実かと思われます。

切れ毛がどうしても気になる場合、少し塩の量を減らしてみてください。塩分の濃度が薄まることで、切れ毛はだいぶ収まります。

また、塩シャンの最後の段階でクエン酸をお湯に溶かして髪に塗ることもいいと思います（クエン酸リンス）。クエン酸は弱酸性なので、髪のｐＨが一気に中和されて切れ毛は少なくなります。

ただこの場合、塩と同時にクエン酸をきちんとすすぎ流すことを忘れないようにしてください。

⑥パサつきが気になるときは↓すすぎを念入りにする。クエン酸を使う。ワセリンを使う手も

髪のパサつきは、初期のベタつきが終わった頃に目立つことがあるようです。これも切れ毛と問題は同様で、弱った髪に塩の成分が浸透圧によって入り込み、水分を吸ってしまうことが原因です。

しかし**皮脂が髪に適切に行き渡ることにより、少し時間が経つと解決します。**

この場合、塩のすすぎが足りないことが多いようなので、**塩シャン後のすすぎを念入りにするようにしてみてください。**また、この場合もクエン酸を使ってもいいで

しょう。やはり、すすぎは念入りに行ってください。

少量のワセリンを小指の先よりも小さいくらいに取って髪に伸ばす手もあります。

髪以外にも使っていいの？

さて、髪の毛には効く塩ですが、髪の毛以外の部分に使っても大丈夫なのでしょうか？ 答えはＹｅｓです！ 塩浴という言葉もありますし、そもそも第1章にもある通り、塩シャンは、身体を塩で洗ってみることから始まりました。私自身も、今も全身をできる限り塩で洗うようにしています。

髪の毛や頭皮と同様、合成洗剤を使ったボディシャンプーはもちろん、せっけんであっても（実はいわゆる「せっけん」にもいろいろあります）、お肌が荒れるという方はいらっしゃるようです。

これはやはり合成界面活性剤とせっけんの強力な洗浄力による皮脂の取りすぎが原

因のひとつと思われます。ここでもメカニズムは頭皮と同様で、皮脂は肌を守るものでもあり、それを落としすぎることに利点はないからです。

よって、**髪以外の部分を塩で洗うことに問題はなく、むしろ推奨できる**と考えています。

塩で身体を洗うことへの不安――しみたりしないか?

もしも塩で身体を洗うことに不安を感じられるとしたら、しみることがないかどうか、本当に汚れが落ちるのか、肌が荒れないか、ということかと思います。

まず基本的に、**しみることはまったくありません**。もちろんゴリゴリと身体に塩を荒くすり込んで傷ができてしまったらしみるかもしれません。でも、普通に塩をお湯で溶かしてやさしく肌を洗う限り、しみたり痛くなるということはまずないようです。

海水浴をして身体にしみて痛いということはありませんよね。それと同様です。

本当に汚れは落ちるのか？

落ちます。第2章にもある通り、塩は天然の洗浄剤です。また、天然の塩に含有されている微量の酵素成分は脂分を溶かすことができますので、水に溶ける汚れはもちろん、油性の汚れもかなり落とすことができます。

そして塩は天然の殺菌剤でもありますので、衛生学的にも問題はありません。

ただ、すすぎはしっかりしたほうがよいと思います。

肌は荒れないか？

私たちとしては、**むしろ塩は肌荒れにいい結果をもたらす**と考えています。

というのも、肌荒れの主な原因は肌の乾燥によるものだからです。

つまり、乾燥して肌をガードする皮脂がなくなり、敏感になっている肌に「なにか」が触れたときの拒否反応が肌荒れです。よって、皮脂を落としすぎない塩は肌荒れにプラスのはずです。

第1章でも書いた通り、海水に浸かるタラソテラピーは、肌荒れへの効果が報告されています。

そのため、理論的には肌荒れに苦しむ方には塩で洗うことをお勧めしたいくらいなのですが、しかしながら、体質には大きな個人差があります。肌のトラブルは多様なものですし、万が一、試してみて合わない方がいらしたら、ご使用をお控えいただければと思います。

他の育毛剤との併用は？

薄毛に悩む人々は、というのは私もそうだったのでよく理解できるのですが、髪にいいものとあればあらゆるものを一度は試したくなるものだと思います。私など、飲み薬、塗り薬、かなり怪しいものまで含め、本当にどれだけのものに手を出したかわかりません。すがるような気持ちで、次から次へといろいろと買いあさっては飲んだり塗ったりしていました。

塩シャンをするからといって、それらをやめる必要はまったくないと思います。塩シャンは、単純に、髪と頭皮を自然な状態に戻すことを目的にしているからです。**もしもその育毛剤などに本当に効果があるのであれば、塩シャンによる頭皮・皮脂の正常化はプラスの意味がある**と思います。

塗るタイプの育毛剤は、血行を促進させるものが大半かと思われます（飲み薬は男性ホルモンの作用を抑制するものが大半）。塩シャンとマッサージは、血行促進も目的にしていますから、その意味で完全に天然の育毛法ということもできます。

いずれにせよ、塩シャンが頭皮と髪を自然に戻すことを目的としている以上、他の育毛剤などとの相性が悪いというようなことはないと思われます。

逆に、**もしもこれが効く！という育毛剤がありましたら、私たち塩シャンドットコムまでご一報いただけるとありがたく思います。**ともに戦いましょう！

塩の大切さ――「ノープー」時代の始まり

薄毛と塩の関係を研究してみると、新たな時代の始まりを感じます。

欧米でも「ノープー」として合成洗剤シャンプーを避ける動きは拡がっていますし、意識の高い人たちの間では、合成洗剤シャンプーは時代遅れの感じがあるようです。

その中で、塩という人類にとって古くから不可欠だったものの力を借りることにはある種の必然を感じてやみません。少し大きなことを言ってしまうと、**この流れは、自然・人体とテクノロジーとの新たな関係の始まりなのではないか**と考えています。

もしも薄毛が現代病の一種なのだとしたら……？

そもそも人間にとって、塩とはどのような存在だったのでしょうか？

塩分は高血圧の原因とされることもあるため、健康に良くないイメージをお持ちの方も多いかと思われます。

しかし、聖書にも「地の塩」は優れたもの、役立つものの比喩として記されており、もともと人間にとって塩は必要不可欠なものです。海の生き物であった時代から、われわれは身体の内外を塩にさらして生きてきているのです。そのような大切なものの力を借りない手はありません。この一冊が、薄毛に悩む方々の一助となることを祈ります。

新型コロナウイルスによる脱毛症状について

2020年3月にWHOがパンデミックを表明した、いわゆる新型コロナウイルス、COVID-19。

このウイルス感染による脱毛症状が数多く報告されています。特に英国首相ボリス・ジョンソン氏のウイルス感染発覚が報道されたときの髪の変化が大きく報道されましたが、実際、**感染者の24%に脱毛症状が見られるという恐ろしいデータもある**ようです(東京都が2021年2月4日に発表)。

この**新型ウイルス感染症がどうして髪の脱毛を促すのか、これについては、専門家**

の間でもまだ意見の統一は見られないようです。

この感染症では血栓が生まれることがあるため、頭皮の毛細血管の血流不全が脱毛の原因となっているという説があります。免疫機構の機能不全によって脱毛するという説もあります。もちろん、感染症への不安やロックダウン・外出自粛によるストレスによるものではないかという話もあります。

また、東洋医学では、このウイルスはいわゆる〝腎〟を攻撃すると言われることがあるようです。この場合の〝腎〟は腎臓のことではなく、生命力や生殖力を司る機能を指すそうです。東洋医学では脱毛の原因として、いわゆる腎虚（生命力や精力の低下）・血虚（血の不足）・瘀血（おけつ／血行障害）を挙げており、新型コロナウイルスがその引き金になっていると語る漢方医もいらっしゃいます。

このやっかいなウイルスによる脱毛に、はたして塩シャンプーが効くのかどうか。

そのことについては、確実なことを申し上げることは不可能です。

しかしながら、今回のこのパンデミックが、われわれの生活や健康の意識をトータルで見直すきっかけになっていることは間違いがないように思われます。

私自身、自らの健康と社会的活動との関係、ウイルスや免疫機能について改めて考えさせられました。

自ら身体の免疫力を上げ、心身の負担をできる限り減らし、害を及ぼしかねないものをなるべく遠ざけること――新型コロナウイルスの感染拡大から必然的に導かれたこのような傾向と塩シャンプーが目指すところは、重なっている部分もあるのではないかと感じています。

塩シャンプー、始めるならいつがベスト？

パンデミックに伴い、リモート勤務になった人も多数おられると思います。

これまでは塩シャンを始めるタイミングとして、汗をかく量が減る秋から冬にかけてが最適かと考えていましたが、リモート環境下であれば、**今がベストタイミング**なのかもしれません。

皆さんと塩シャンについて話しをしてみると、塩シャンに対する不安は、合成洗剤シャンプーをやめて本当ににおわないのか？　それによって社会生活になにか影響は出ないか？ということにほぼ集約されるようです。

これまで長年の習慣だった合成洗剤シャンプーをやめるということには、かなりのハードルの高さを感じる方が多くいらっしゃるようです。

塩は天然の洗浄剤ですから、においの原因も落とすことは説明しているのですが、それでもやはり習慣というものは根深いものです。そして私自身、その気持ちは大変よく理解できます。

今、お仕事がリモート環境下であれば、万が一においが出た場合でも影響はご自宅だけに留まります。最初は興味本位からでもいいので、一度お試しいただくにはいいチャンスだと思います。

塩シャンドットコムについて

塩シャンドットコムは、2016年に活動を開始した、美容・健康の研究グループです。筆者の渡辺新を中心に、複数のヘアスタイリスト、科学者、医師、コスメディレクターといったプロフェッショナルが集い、主に塩を中心にした美容・健康商品やメソッドの開発研究を行っています。育毛や頭皮・髪の健康についての研究を深めると同時に、使いやすくて効果のある独自商品を開発する他、薄毛の方の育毛の悩み・ヘアスタイル相談も個別に承っています。お気軽にご相談ください。

「塩シャンドットコム https://shio-shampoo.com」

第5章

塩シャン体験記

佐藤亮治さん（1979年生まれ）の場合

育毛剤の効果が薄れてきた

薄毛を意識したのは30歳だったと思います。なんとなく、頭頂部の地肌が目立つようになってきていて。まだ早すぎるんじゃないかと思いながら、毎日鏡でチェックして一喜一憂していました。しかし今度は左の生え際から明らかに徐々に上がってきて、あ、これは、もう、来たんだなと。

最初は市販の育毛剤を使いました。よく宣伝されていて、今も売られているものです。さらにいろいろ調べて、薬を個人輸入しました。こちらは飲み薬で、こちらもまだ売られています。頭頂部は塗り薬（のちに飲み薬も）、生え際は飲み薬が効くとのことでした。確かに、その薬の併用によって、脱毛が一気に進むことは止められたかと思っています。

しかし、副作用が出ました。心臓が急にドキドキしたり、身体に力が入らなくなるようなことが増えてきたのです。少し不安を覚えて、一度薬の服用を中断しました。ただ、薬をやめると抜け毛が進んでしまうのです。特に頭頂部は顕著で、薬をやめると一気に症状（ではないのですが）が悪化する感じがありました。困り果てましたが、やはり薄毛が進むことは耐え難く、体調によって量を多少変えながら薬の服用を続けていました。洗髪には、市販の育毛を謳ったシャンプーを使用していました。

しかし、薬の服用を始めて5年くらい経った頃だと思います。どうも薬の効きが悪くなった感じで、抜け毛が止まらなくなりました。

ある日、美容院で、「お客さん、上の方が薄くなってるね」と言われました。え？と訊き返した私に、美容師が鏡を使って頭頂部を見せつけてきたときのショックをよく覚えています。進行中の現実を見せつけられて、ギョッとしました。不躾だなと思いつつ、しかし、受け入れるしかありません。

そこからが本当の戦いです。

薬を倍にしてみましたが、やはり、期待しているような効果は見られません。むしろ副作用だけが強くなった印象です。

走ったり、睡眠時間を気にしたり、マッサージをしたりと、いろいろな方法を試してみました。育毛に繋がりそうなことはなんでもしたつもりです。必死でしたが、結果は芳しくありませんでした。

髪が薄くなると、いろいろな意味で消極的になってしまいます。

頭頂部に注目されるのが嫌で、たとえば映画を見るときでもなるべく後ろの方に座ろうとしてしまったりします。

自室の床には、至るところに自分の抜け毛が落ちています。お風呂や枕は言うまでもなく、掃除をするたびに嫌になっていました。

塩シャンプーを消極的に始める

そんな中でトリートメント成分の入った塩シャンプーの「ケサイア」を知人に勧められました。

塩？　そんなものが？という感じで、疑心暗鬼でしたが、もうそれくらいしか方法が残っていなかったのが正直なところです。

薬も効かないし、育毛シャンプーも効かない。マッサージは、気持ちはいいけれど毛を生やすというところまではいかない。なにも手がなくなっていたのです。半ば諦めていました。なので、それほど期待もせず、試してみるかという程度だった気がします。

塩シャンをしてみると、初回から、さっぱりとして気持ちいい感じはありました。普通のシャンプーとは違う、一種の軽さのような感覚があった記憶があります。

しかしながら、頭皮を洗ったときの手には皮脂がねっとりとついてしまって、そのすごさには若干引きました。最初はそれをお湯だけで洗い流すことに苦労した気がします。

通常のシャンプーとの違いについては、こんなものかなという程度です。私の場合はにおいなどもあまり気にしていませんでした。

効果は意外にすぐに――髪が立つような感じ

ただ、驚かされたのが、効果が意外にすぐに感じられたことです。

わずか数日くらいで、洗髪中に、その手触りが違っていることに気づきました。

髪が、存在感を増してきているような感触があるのです。

髪が主張してきているというべきでしょうか。髪自体が硬くなるのか、頭皮と髪がしっかりくっつくのか、もしかしたら両方かもしれませんが、「あれ、塩シャンによって髪が立つのかな?」と思ったことを覚えています。

その状態が続いた後で、1ヶ月ほど経った頃でしょうか。

指先でこれまで頭皮を直接感じられていた場所に、毛の感触があるのです。毛そのものの感触というよりも、ちょっとジョリッとするような感じですね。

「あれ?」と思いました。「もしかしたらこれ、産毛か?」と。

美容院で頭頂部の状態を見せられたときのように、スマホで自ら写真を撮りました。

気のせいかとも思ったのですが、生えていたのです。髪と髪の間の広くなっていた隙間に、産毛がそれを埋めるように生えてきていました。

本当に嬉しかったですね。「え?」と、自分に驚かされるような感じです。

久々に会った両親も「あれ、前より生えてきてない?」と言って驚いていました。

そして、この頃、掃除をしていても、それまで部屋に落ちていた髪が確かに少なくなっていることに気づきました。

育毛剤の効果が再開した?

塩シャンについて困ったことは、僕の場合は、特にありませんでした。

最初の頃は少しペタペタしたような気もしますが、髪が短いからか、それほど気にすることもなかったですね。

興味深いことに、塩シャンプーが習慣になって髪が増えたと実感して1年ほどでしょうか、なんの気なしに、以前の育毛剤を久々に髪に塗ったところ、大変に強い効果が出たように感じました。毛根が1年経ってリセットされたのか、もしくは、塩シャンによって頭皮が健康になったのか。

今は、塩シャンと育毛剤の併用で、効果が継続しているように感じています。

もう一度、自信がみなぎった感じです。

天野房江さん（1981年生まれ）の場合

薄毛を気にしたことはなかった

これまで、髪で困ったことは一度もありませんでした。

市販の高級な部類のシャンプーとトリートメントを日常的に使っていました。今思えばですが、確かに、子どもの頃よりは髪の毛が少なくなったな、と思うことがあったような気はします。中高生のときのように、髪が多くて困ると感じることは減ったな、と。

とはいえ、日常生活で鏡を見て困るようなことはありませんでした。

ただ、38歳になったときに少しだけ白髪が出るようになって、ちょっと髪を抜いちゃったんですね。

そんなに数多くはなかったはずなのに、見つかった白髪を抜いてみたら地肌が見えるようになっていることに気づいてショックを受けました。

もともと髪が減っていて、白髪を抜くことでさらに減って、でも新たな髪はまったく生えてこないという状況だったのだと思います。髪が減ったことが明らかになっているのに対策が思いつかず、育毛剤を塗ることにも抵抗があり、大変に困りました。

塩シャンにハマる——抜け毛が減る

そこで知人のヘアスタイリストから塩シャンプーを強く勧められて、やってみることにしました。

使用したのはケアソルトの「スタンダード」です。

最初に髪全体を塩シャンで洗髪してみたときには、特に後頭部と後ろに流している髪にベタベタした感じが残ってしまっていました。

これは少し不快だったので、次の日から、後頭部だけはこれまでのシャンプーを使ってケアしていました。額から頭頂部を過ぎたあたりまでは塩シャンです。

それまでは、お風呂で洗髪をするたびに、抜け毛が排水口に溜まるようになっていたのです。丸めれば少しボリューム感が出るくらいです。

塩シャンに切り替えて数日が経った頃でしょうか、もしくはすぐだったかもしれません。いずれにせよかなり早い段階で、排水口の抜け毛の量が劇的に減っていることに気づきました。

このときに思ったのは、これまでのシャンプーは、実はものすごく髪と頭皮に負担をかけていたんじゃないかなということです。そこで、ペタペタした感じは残っていましたが、後頭部のシャンプーの使用をやめました。

髪のペタペタを止めたローズマリー
——効果は香り以上のものがあった

塩シャンの方法については詳しく教えてもらっていたこともあって、フケやかゆみに困らされたことは私の場合はありませんでした。前述の通りにペタペタが残っていたのですが、シャンプーは使用したくなかったので、これだけが少し悩みでした。

一方で、香りが恋しい気がしていたので（やはり、地肌のにおいそのままで日常生活を送るのは少しだけ抵抗があります）、ローズマリーのハーブが配合された、ケアソルト「ローズマリー」に替えてみました。予想外に、香りとともに、これがペタペタを止める効果があったのです。大変に満足して、その後もこの「ローズマリー」でずっと塩シャンをしています。

抜け毛が減るだけではなく、髪が増えてきたのを実感し始めたのは塩シャンを始めて2週間くらいだったと思います。

額の生え際に、短い髪が増えてきました。今では、以前に気になっていた分け目もだいぶ印象が変わり、塩シャンを始めてから増えた髪が、額に後れ毛のような形で出ています。

実は3歳の娘も塩シャンに変えたのですが、髪のボリューム感が増してきたような気がしています。

もう普通のシャンプーには戻れる気がしません。逆に、どうしてこれまで合成洗剤シャンプーを平気で使っていられたんだろうと不思議な感覚を覚えるくらいです。

ソウヘイくん（1999年生まれ）
20歳でハゲた。どうしよう

髪が薄くなったな、と思ったのは20歳の頃でした。気づいたときには、本当に、純粋にやばいと思いました。母方のおじいさんがハゲなんで、このままじゃじいさんの二の舞だ、と。どうしようかなと。

それ以前に、夜にお風呂で髪を洗ってから(市販のシャンプーを使っていました)、朝起きると、髪の毛が脂でベタベタになってきていました。あれ、なんだろうこれ、すごいやだな、と思っていたんですが、なにをどうすればいいのかが全然わからなくて。

その頃は唐揚げとか、油ものをたくさん食べていました。髪に悪いとは聞いた気がしていたんですが、まだ若いし、美味しいし(笑)。でも、唐揚げ美味しく食べてたらハゲるなんて、普通思いませんよね。それとストレスもありました。大学の勉強とか課題には、すごく真面目に取り組んでいたので。

でも、髪の毛って無情で、美味しいのとか充実感とは無関係に、単純に、抜けるんですよ。それで抜け毛自体もストレスになって、さらに抜けるという悪循環で。ちょっと酷いなと思いましたね。

そうこうしていたら、明らかに誰が見ても頭に穴が開いてきた感じになってしまって。頭皮もさらに脂っぽくなって、かなりやばい。僕の人生どうなるのかなと思っていたところで、ひょんなことで「ケサイア」を知って、使い始めました。
そしたら一気に変わって、ものすごく驚きましたよね。だいたい3ヶ月で普通に戻って、今はもうハゲていたことがわからなくらいになっています。

朝の髪のベタつきがなくなった

塩シャンプーで変わったのは、まず、起きたときの髪の毛のベタつきがなくなったことです。これは一番最初に「ケサイア」を使ったときからそうだったかもしれません。あれ?ってすごく驚かされました。以前は髪の根元に指を当ててみると本当にぬめぬめしちゃっていたんです。それがまったくなくなってきて、へえ、こんなこともあるんだなと。

1ヶ月くらい経った頃には、あれ、髪の毛が増えたかな?と思えたんです。でもまだ、自分にしかわからないような感じでしたね。でも、毛根が開いてきたような、そんな実感がありました。

2ヶ月くらい経ったら、もう誰が見ても前よりは増えたな、という感じになりました。でも、その前に大穴が開いていたので、まだ少し穴が残っているかな、くらい。

その後もどんどん調子が戻っていって、3ヶ月経ったらもう本当に普通に戻りました。やった、10代の頃の髪に戻れたな、みたいな。もう塩シャンはやめられないですね。それで、今は唐揚げを食べても頭がベタベタになったりしないんですよ。人間の身体って不思議ですよね。

印象的だったのが、友達がやさしかったなということですね。ハゲていた当時はなにも言ってこなかったんですが、髪の毛が戻ってから、「あんときはやばかったよなあ」「大丈夫かな?と思ってたよ」とか言ってくるんですよ(笑)。そのとき言ってくれよって感じですけどね(笑)。

横川浩之さん（1961年生まれ）

鏡を見てゾッとした

グラフィックデザインのオフィスを経営しています。仕事柄、不規則な生活が続いていたからかもしれません。40歳の頃に、髪が薄くなってきていることに気づきました。

飲み屋で会計をしているときに、鏡があって、ライトの下にあった私の頭頂部が映っていたんですが、そこに光が反射してすごくテカっていたんですよ。こんなに頭のてっぺんが薄くなってしまっていたのか、と、それが本当にショックでゾッとして。そしたらその後、親族のひとりが私の頭頂部を覗き込んで、いや〜薄くなったなあと言い出して、このときもう一度ゾッとしたのを覚えています。

それでこれじゃいけないと思うようになって、いろいろと調べ出すようになりました。

ちょうどその頃から、ＡＧＡという言葉がメディアに出てくるようになってきたのかな。近所の診療所に行ってミノキシジルとプロペシアを処方してもらいました。

それらを服用して、生え際は髪が若干増えたかなという感じがありました。でも頭頂部は薄いままでしたね。なので、なんとかそれ以上の進行はしないで済むというか、生え際の後退だけは防ぐことができたという感じですね。頭頂部は薄いままでした。分け目をつけるとその頭頂部の部分の薄さが目立ってしまうので、オールバックにしたり、なんとか薄毛が目立たないような髪型にして工夫していました。

塩シャンとマッサージで復活

その後、塩シャンプーを知りました。

これはとても調子が良くて、私自身は不具合もなにもなく、以後3年以上塩シャンを続けています。フケなども、私自身は気にしたことがありません。カラーページの写真をご覧になっていただければと思うのですが、育毛の効果はてきめんで、その後何年も、薄毛のことを言われたことはありません。髪質もしっかりしているように思えます。

ケアソルトの「スタンダード」を使っていますが、形状は普通の塩なので、上手にお湯に溶かして頭に塗る必要があるように感じています。最初にお湯に溶かしてしまう方法もあるかと思うのですが、時折、合成界面活性剤が入っていない（最も頭皮に刺激がないという）せっけんシャンプーと一緒に塗り込んで使っています。

僕自身の工夫としては、やはりマッサージです。生え際でも頭頂部でも、ちょっと薄くなっていそう、弱っていそうと思えたところにはすぐに長時間のマッサージを行っています。頭皮に塩が浸透するように、また、少なくとも塩が頭皮に留まる時間が長くなるようにと思っています。それも含めて、塩シャンはかなり効いているように自分では思っているのですが、さてどうでしょうか。

ともあれ、僕自身はもう普通のシャンプーには戻れないし、一生、塩シャンしていきたいなと思っています。

あとがき

2018年、同じ扶桑社から『塩シャンプーで髪が増えた！』という書籍を上梓しました。本書は、その増補新版になります。前著は幸いにもご好評をいただき、周囲にも塩シャン愛好家が増えるとともに、台湾でも翻訳版が刊行されるなど、塩シャンの世界的な拡がりを感じて嬉しく思っております。

今回の書籍では、塩シャンのリアルな体験談を掲載し、塩シャンをより身近に感じていただける一冊になったのではないかと感じております。扶桑社の編集者・大久保かおりさんには、心より感謝申し上げます。

2020年1月以降、新型コロナウイルス感染症が世界で猛威を振るっております。私の周囲にも感染者が出て、実際に脱毛の後遺症があることを確認しました。本当に胸が痛みます。

塩シャンは、髪の健全な発毛を阻害しているものをやめ、塩という、人類が古くから付き合っている物質で身体が本来持っている力を取り戻す方法です。

ウイルスの発生と感染拡大によって、健康のみならず、社会、生活、ストレス……つまり、生きることを否応なしに見直さなければならなくなったとき、塩シャンプーは、新たなライフスタイルの中の選択肢のひとつになるのではないかと考えています。

世界的に薄毛に悩む方々が増えていると思います。特に欧米では、20代で髪の毛を失ってしまっている人たちが珍しくありません。日本でも、特に薄毛に悩む女性の方々が本当に増えている印象があります。そのような女性の方々にも塩シャンプーがなんとかお役に立ってくれればと願う次第です。

本書を刊行するにあたり、数多くの方々のご協力に感謝します。最初のアイデアにおいて、佐藤薫さんには数多くの示唆をいただきました。小磯幸恵さん、松本一輝さんには、この塩シャンを具体的なメソッドにする際の貴重な助言をいただきました。白金ビューティフルエイジングクリニックの山口麻子先生にはご監修をいただき、クリニックの方々には医療・美容の最先端の現場を学びました。また、山口麻子先生のご師匠である宇津木龍一先生の「宇津木流」育毛術にも多くのヒントをいただいたことを感謝とともに記します。ピエールルイージ・ディ・ピエトロさんには欧米ヘアケア事情を学びました。綾幸子さんにも素晴らしいイラストをいただいています。代官山Hair Splashの小林店長にはさまざまなご協力をいただいております。早川スザンヌ覚子さんには香りについての知見をいただきました。みんな塩シャン仲間です。

塩は、付き合えば付き合うほどに不思議な物質です。東欧の岩塩坑療法では、塩を含んだ空気を吸うことで、あらゆる難病に効果が見られているとも耳にします。いったいどういう原理なのでしょうか。

この不思議な塩の力で、この書籍を手に取ってくださった方々の髪と頭皮が健康になることを心よりお祈りします。

今日もゴシゴシ塩で髪と身体を洗って、元気にいきたいと思います!!

塩シャンドットコム代表
渡辺 新

協力

ビューティサロン NOHO（ノーホー）
https://nohokomazawa.wixsite.com/noho
https://www.instagram.com/noho_komazawa/

代官山Hair Splash
https://www.hairsplash.net

参考図書

宇津木龍一（2013）『シャンプーをやめると、髪が増える 抜け毛、薄毛、パサつきは“洗いすぎ”が原因だった！』KADOKAWA.
山口麻子（2015）『化粧品に頼らない素肌美人のつくりかた』主婦と生活社.
橋本壽夫（2009）『塩の事典』東京堂出版.
松本永光（1993）『塩浴革命』三栄.
松本和子（2015）『塩だけで髪もからだも洗ってしまう新習慣 塩浴生活をはじめよう！』KADOKAWA.
辻敦哉（2016）『世界一簡単な髪が増える方法』アスコム.
辻敦哉（2018）『育毛のプロが教える 髪が増える髪が太くなるすごい方法』北垣毅監修, アスコム.

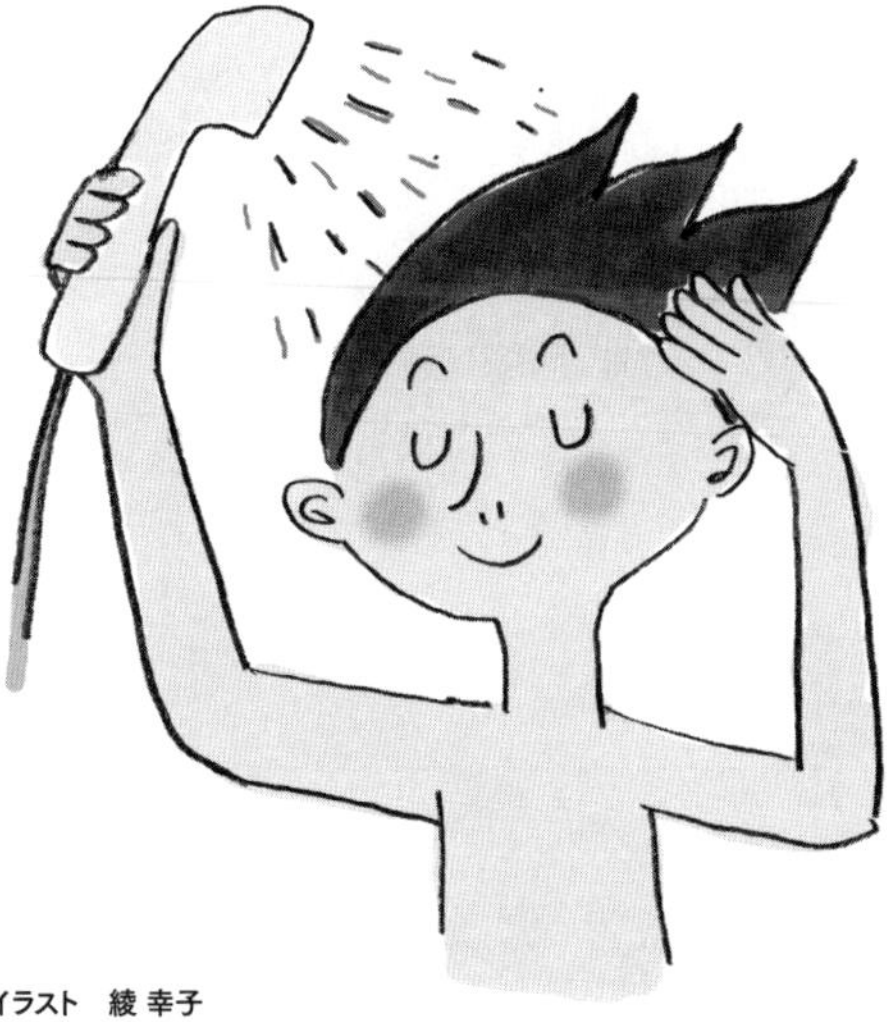

イラスト　綾 幸子

渡辺 新（わたなべ・しん）
1973年生まれ。塩シャンドットコム代表。ヘアスタイリスト。高校生の頃から薄毛に悩み、幾多の育毛法を自ら実践。長年の研究の結果として塩シャンプーを発見し、塩の育毛力の啓蒙活動に邁進する。ヘアサロンでも独自のヘアケア法や薄毛が目立たないヘアスタイルを開発し、幅広い支持を受ける。
https://shio-shampoo.com

扶桑社新書 374

なぜサーファーにハゲはいないのか
塩シャンプーで髪が増えた!

発行日 2021年5月1日　初版第一刷発行

著　　者………… 渡辺 新
監　　修………… 山口麻子
発 行 者………… 久保田榮一
発 行 所………… 株式会社 扶桑社
〒105-8070　東京都港区芝浦1-1-1浜松町ビルディング
電話　03-6368-8870(編集部) 03-6368-8891(郵便室)
www.fusosha.co.jp
構成・デザイン…… PK2
校　　正………… 聚珍社
印刷・製本……… 株式会社廣済堂

Printed in Japan　ISBN 978-4-594-08810-1